悩み・不安・困った！を
専門医がスッキリ解決

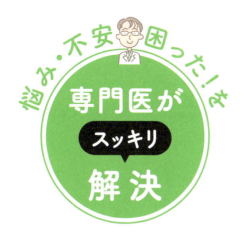

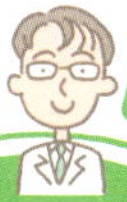

緑内障

失明を99%防ぐ治療とセルフケア

平松 類

眼科専門医　医学博士
二本松眼科病院副院長

新星出版社

どんな病気？

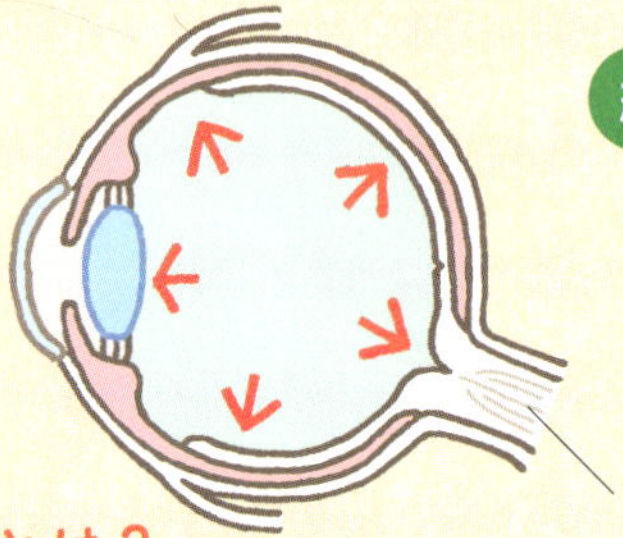

緑内障の症状とは？

眼圧の上昇などが原因で
視神経がダメージを受け
視野が欠けていきます

眼圧とは？

目の内側から外側に向かってかかる圧力で、この圧力のおかげで眼球が球体を保っていますが、高くなりすぎると、目の奥の視神経にダメージを与えてしまいます。➔P38～

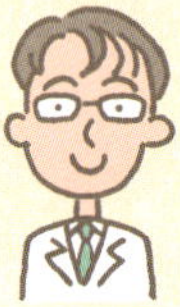

視神経がダメージを受ける原因は、眼圧以外にも血流悪化、強度の近視、酸化ストレスなどがあります。

視野はこうやって欠けていく

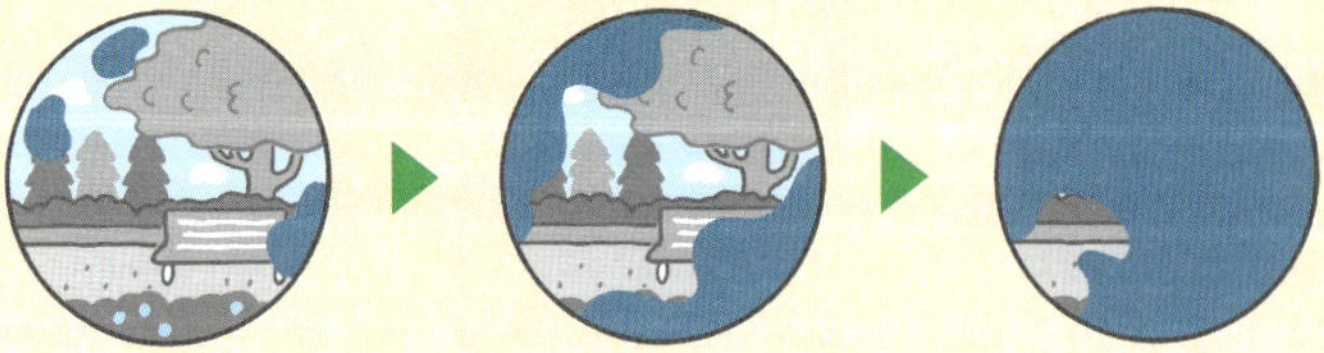

緑内障は気づきにくい！

視野の欠損があっても、もう片方の目や脳が見えない部分を補うため、緑内障は気づきにくいといえます。自覚症状が現れるときにはかなり進行していることも少なくありません。➔P32、P66

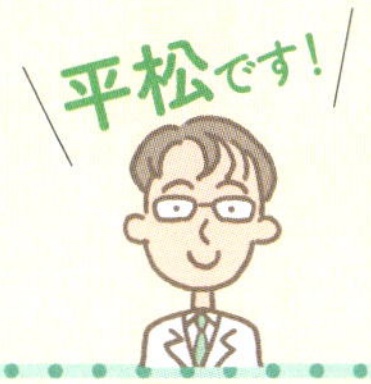

緑内障って

緑内障は治る？

現在の医療では治りませんが
治療することで
進行を食い止めることは
可能です

緑内障の治療法はおもに3つ

目薬

治療の基本は目薬です。効果と副作用を考慮して、自分に合うものを選び、続けることが重要です。

➔ P13～、P90～

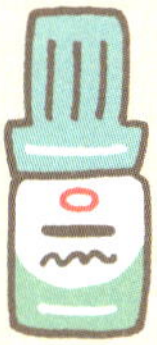

レーザー治療

体への負担も少なく、欧米では目薬の前にレーザーが第一選択となることも多いです。

➔ P15、P120 ～

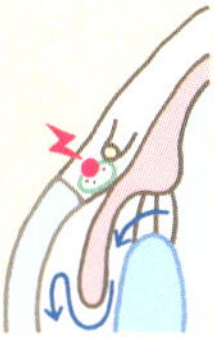

手術

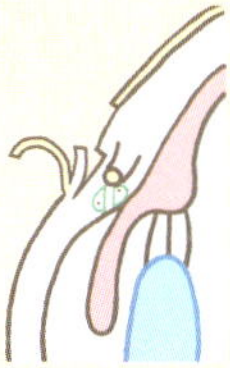

多種多様な術式があり、近年は体への負担が少ない低侵襲手術（MIGS）も増えています。

➔ P16、P128～

日々の生活のなかで、進行を食い止めるために自分でできることはたくさんあります。ただし、セルフケアはあくまでも治療をしっかり行ったうえで実践することを忘れずに。

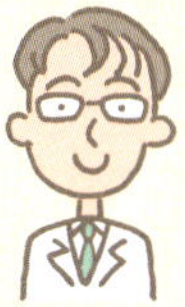

緑内障で失明する？

治療をせずに放置すれば
失明に至ることも。
ただし、失明率は
高くはありません

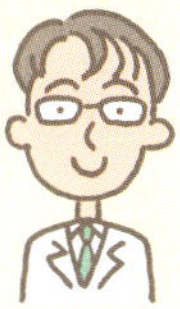

日本人の失明原因１位は緑内障です。しかし、実は失明率でいうと他の病気よりも低いのです。また、治療をしっかり行えば99％失明しないという統計も報告されています。➔ P26～

5箇条を実践！

第1箇条　自律神経を整える

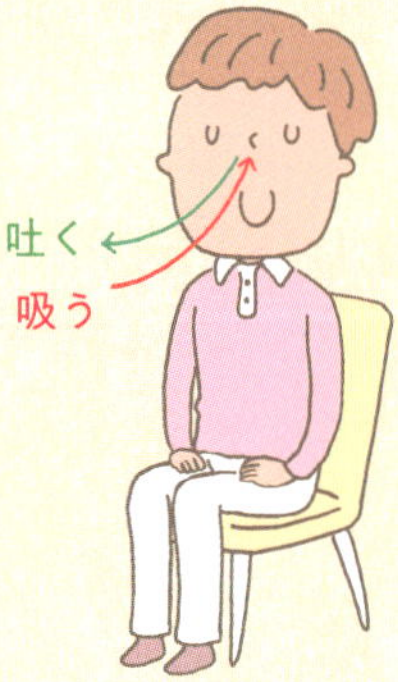

眼圧低下が期待できるのが副交感神経優位の状態。深い呼吸に集中するマインドフルネスは、研究で眼圧低下が認められています。

➔ P150 ～

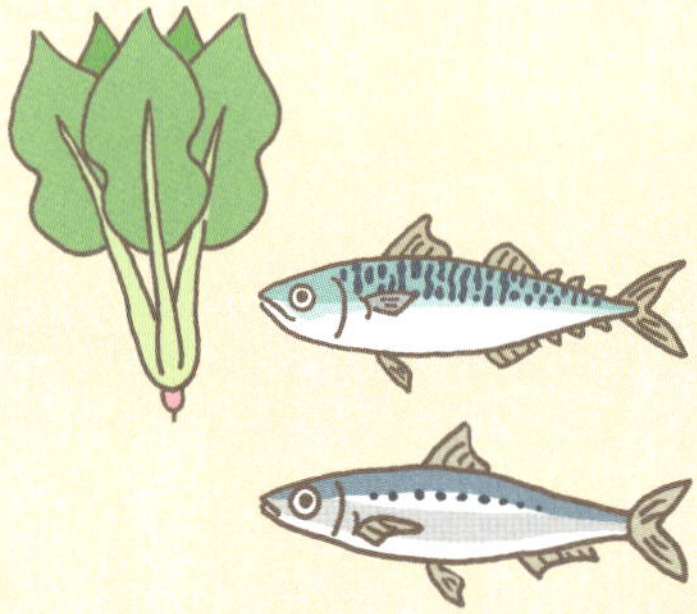

第2箇条　目によい栄養をとる

神経の材料となるたんぱく質を中心にバランスよく。さらに、目によいとされるルテイン、ビタミンA・C、抗酸化物質、BDNF（脳由来神経栄養因子）なども積極的に摂取を。

➔ P155～

第3箇条　睡眠の質を上げる

短かすぎず長すぎない適度な睡眠は、自律神経を整え、目によい影響を与えます。眼圧上昇予防には、枕の高さや寝姿勢を工夫するとよいでしょう。

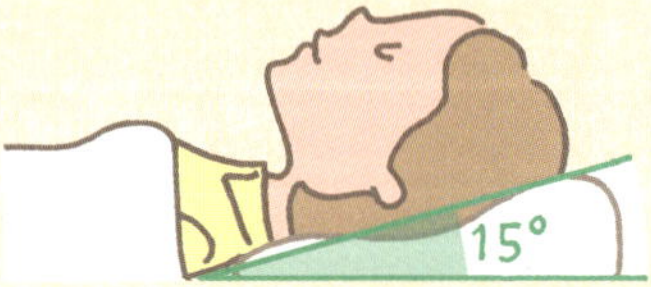

➔ P172～

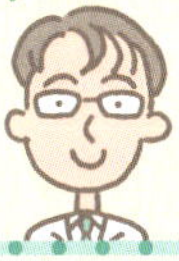

平松です！

緑内障のセルフケア

第4箇条　デジタル機器をうまく使う

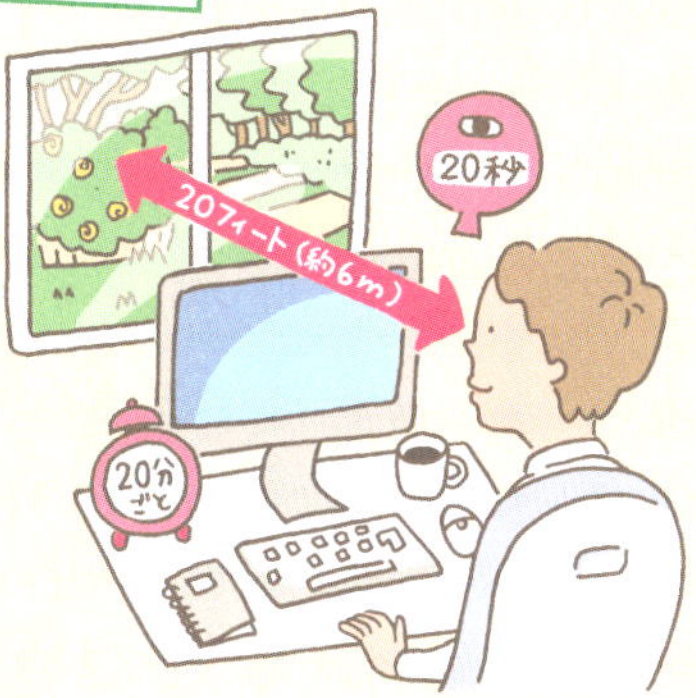

長時間使わない、距離をとる、暗いところでは見ないといった使い方の工夫で、目への負担を減らすことができます。

P178～

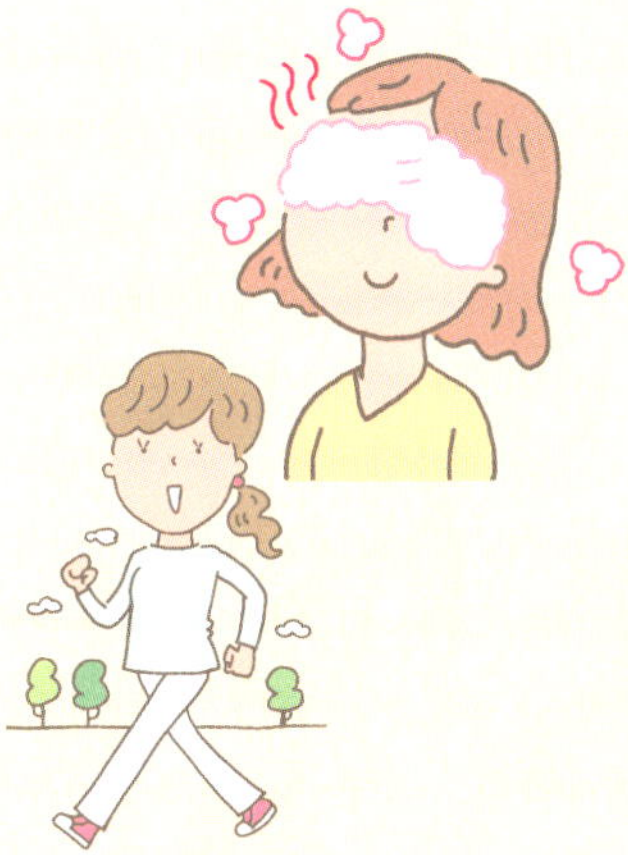

第5箇条　目の血流を改善

目の血流は視神経の修復や眼圧コントロールに影響します。目を温めたり、ウォーキングなどの有酸素運動を行うことで、血流促進を心がけましょう。

P181～

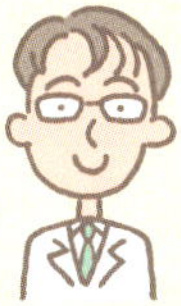

この5箇条のほかに、有効視野を鍛えたり、乾燥対策で目のケアを行うことも重要。さらに、アムスラーチャート（P146）などを使って定期的に見え方をチェックし、視野欠損の進行に気づけるようにしましょう。

緑内障早わかり①

どうやって見えてる？

目の構造と見えるしくみ

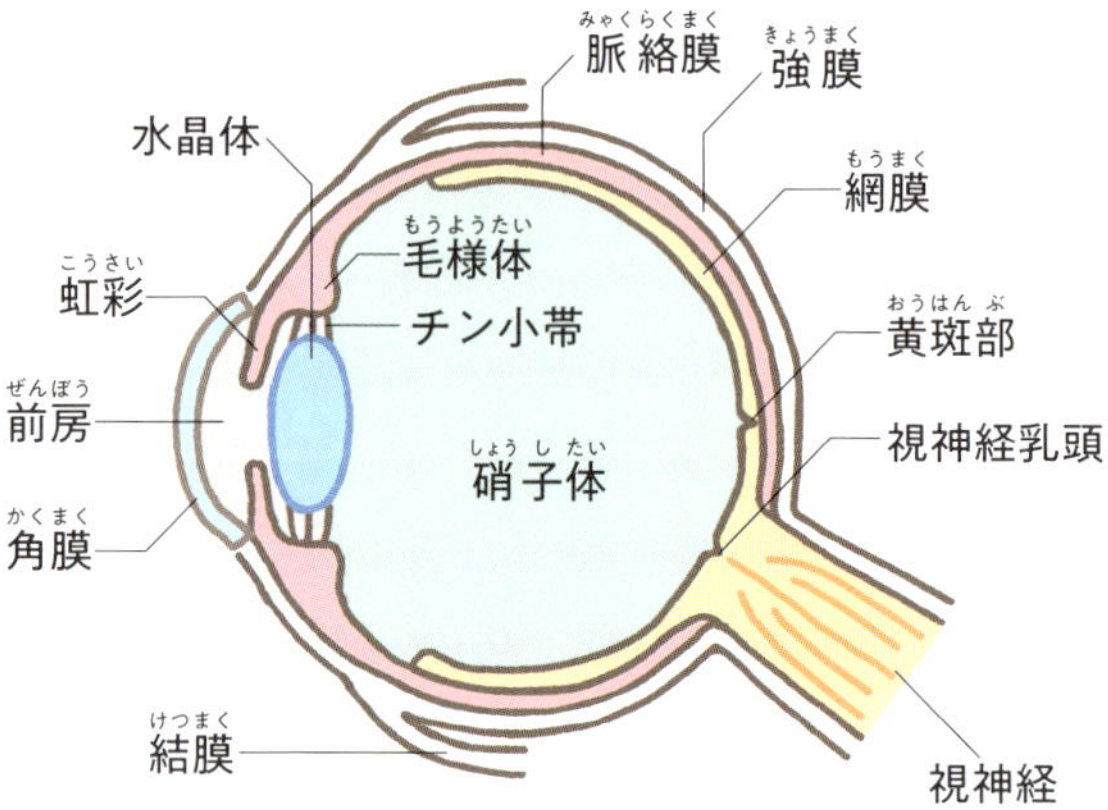

目はカメラと同じしくみ

光はカメラのレンズにあたる角膜と水晶体を通して取り込まれ、黄斑部に光が集められます。フィルムにあたる網膜に映った情報は電気信号に変換され、視神経から脳へ伝えられます。そこで初めて“見える”のです。

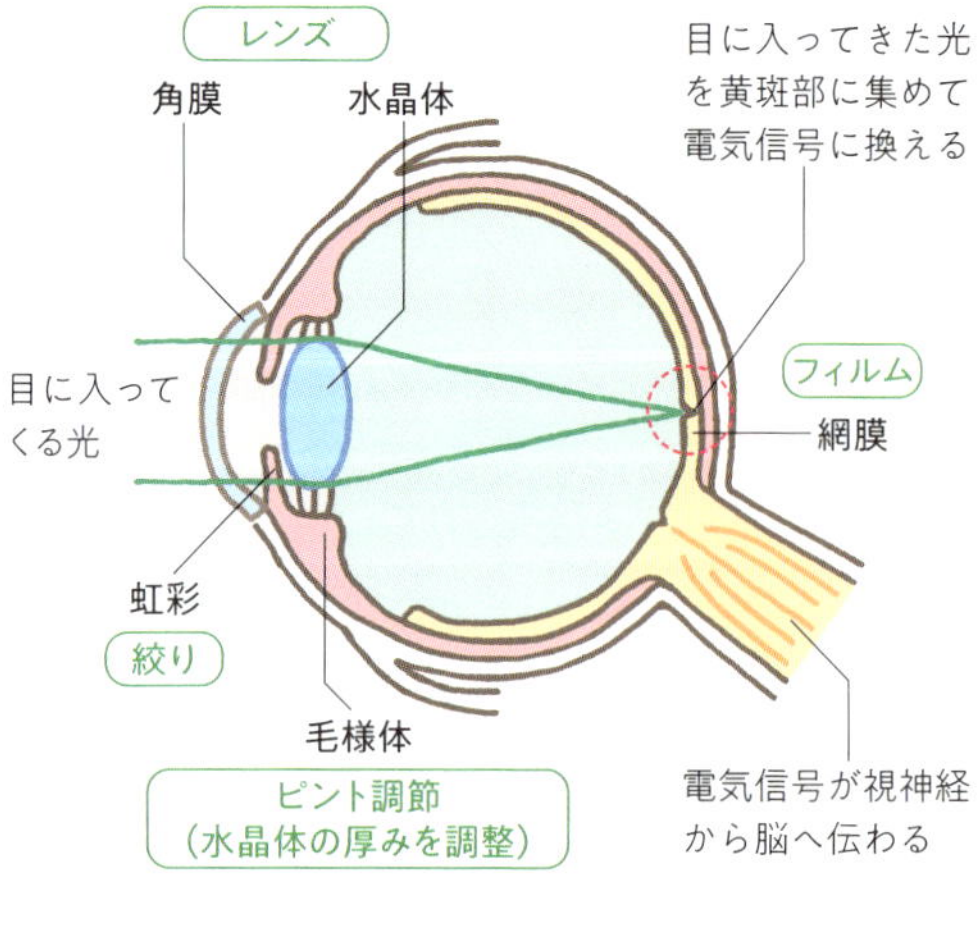

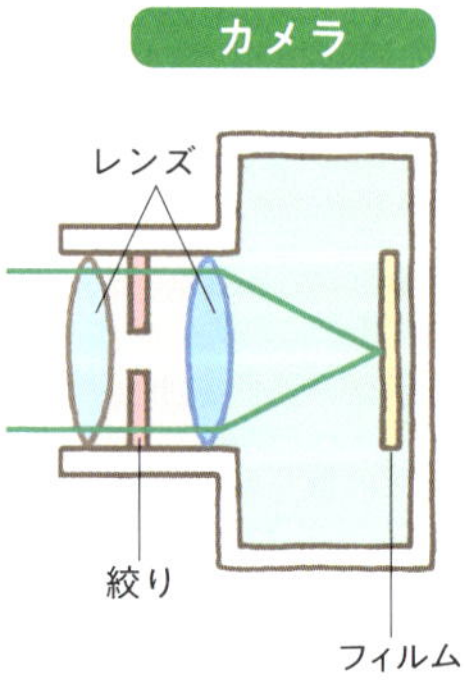

目と脳で見ている

正常

視神経が正常であれば、目で取り込んだ情報は脳に伝わって見える。

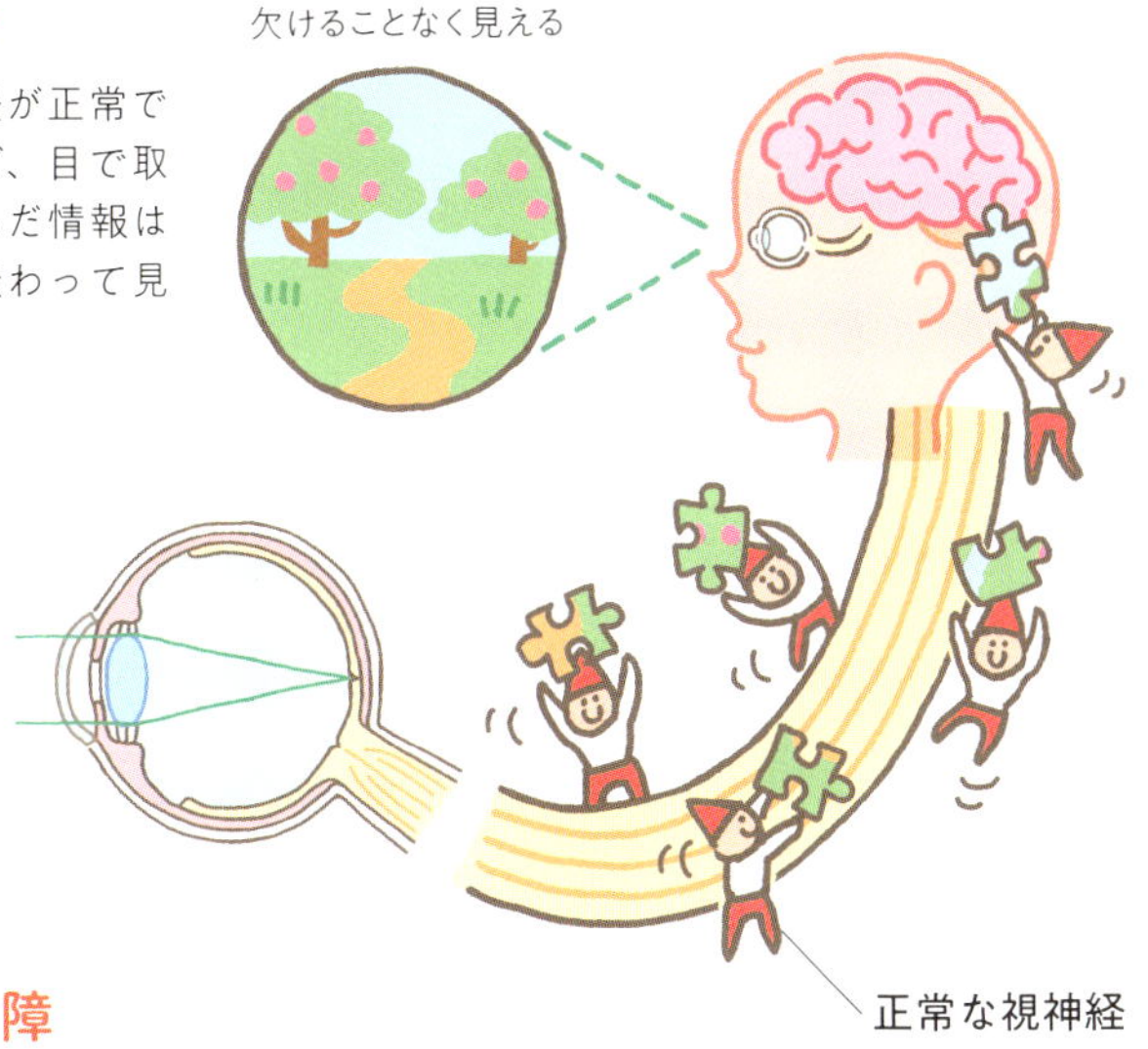

緑内障

視神経がダメージを受けているため、ダメージを受けている部分の情報が脳へ伝わらず、視野が欠損し、ところどころ欠けて見える。

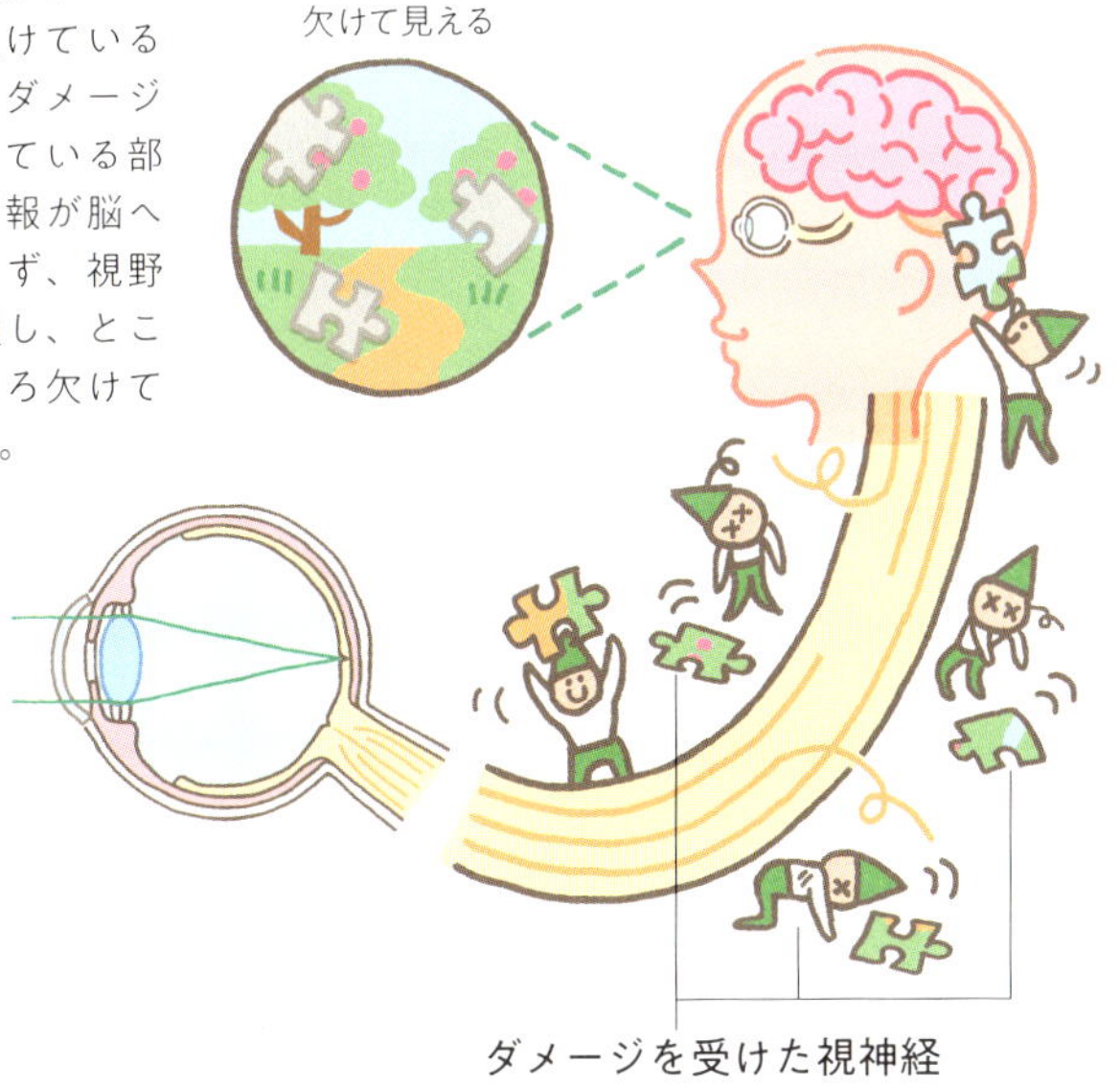

緑内障早わかり②

緑内障のタイプ

緑内障の分類

大きくは、原因が不明の原発緑内障と他の病気が原因となっている続発緑内障に分けられ、原発緑内障はさらに、角膜と虹彩の間の隅角（ぐうかく）とよばれるスペースが正常（開放されている）の開放隅角緑内障、狭い閉塞隅角緑内障に分類されます。

原発緑内障
- 開放隅角《かいほうぐうかく》緑内障
  - 正常眼圧緑内障 （P42）
  - 狭義の開放隅角緑内障（高眼圧緑内障）（眼圧20㎜Hg以上）
- 閉塞隅角《へいそくぐうかく》緑内障

続発緑内障（P35） ― 落屑《らくせつ》緑内障 （P188） など

（血管新生緑内障〈糖尿病・血管閉塞などによる〉、ぶどう膜炎、目の手術後、ケガ、脳疾患、ステロイド副作用など）

先天緑内障（生まれながら、または生後すぐに発症）

緑内障タイプ別罹患割合

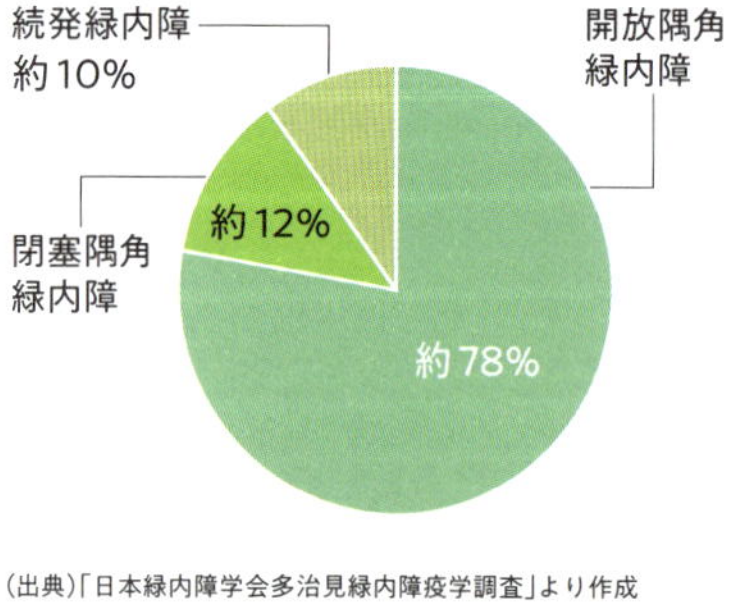

（出典）「日本緑内障学会多治見緑内障疫学調査」より作成

緑内障のリスク

- 40歳以上
- 強度近視
- 家族に緑内障の人がいる
- 糖尿病
- 喫煙
- 睡眠時無呼吸症候群
- 高血圧／低血圧

タイプ別緑内障のメカニズム

毛様体から分泌される房水（P39）は、虹彩と角膜の間の隅角に入り、フィルターの役割の線維柱帯（せんいちゅうたい）を通ってシュレム管から排出されます。この流れが滞ると眼球内の圧力、つまり眼圧が上がり、視神経にダメージを与えて緑内障を招きます。この房水の流れは洗面台の構造によくたとえられます。

正常な目

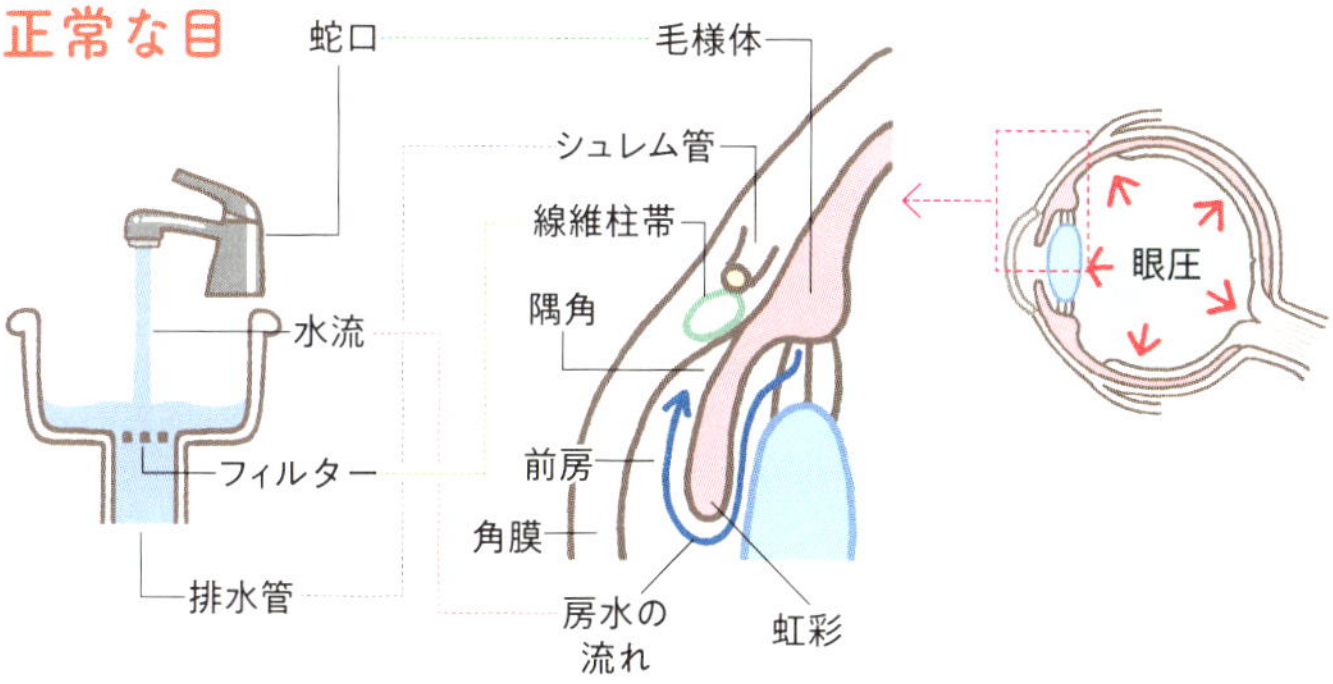

開放隅角緑内障

隅角の幅は正常だが、フィルターの役目の線維柱帯が目詰まりしてしまい、房水の排出が滞ることで眼圧が上がってしまう。

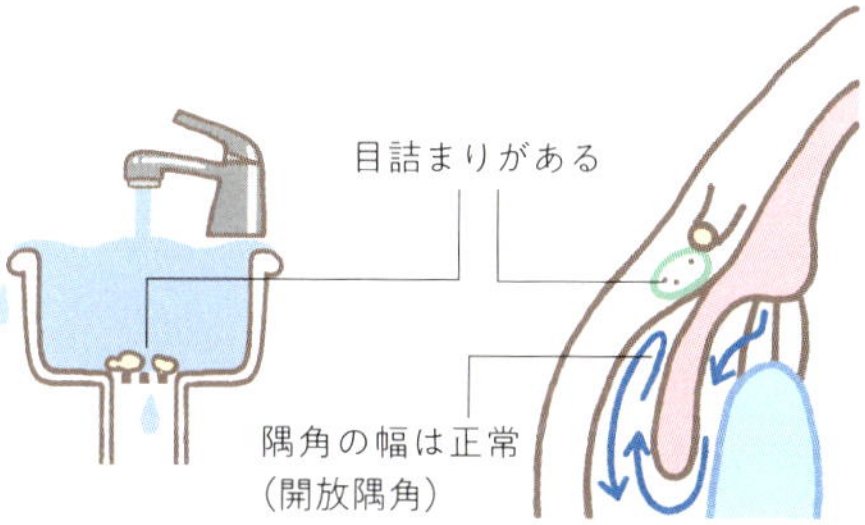

閉塞隅角緑内障

隅角の幅が狭いため、線維柱帯がふさがれて房水の排出が滞り、眼圧が上がってしまう。

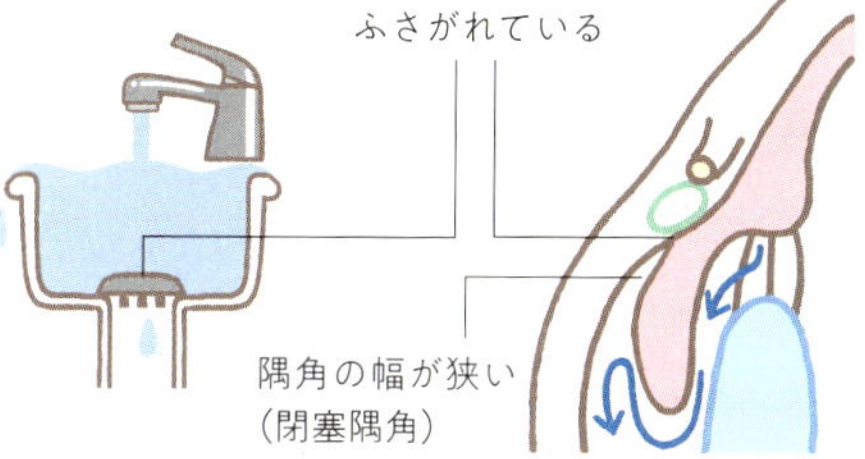

緑内障の検査

眼圧検査

眼圧は眼球になんらかの圧力を加えて硬さを調べることで測定します。➔P43～

チップをあてて測定

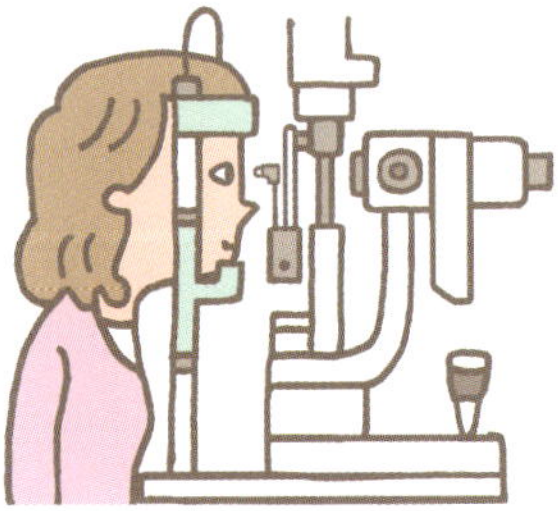

麻酔の目薬を点眼してから、角膜に直接チップをあてて測定。

空気眼圧計

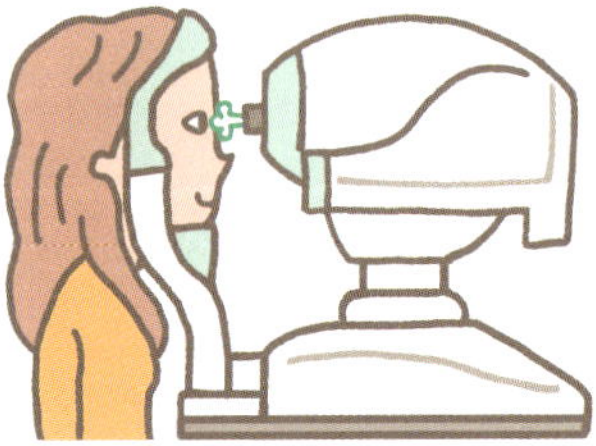

空気を眼球に直接あて、どれだけへこむかで測定。

リバウンド式

特殊な針を角膜にあてて、跳ね返る速度によって測定。

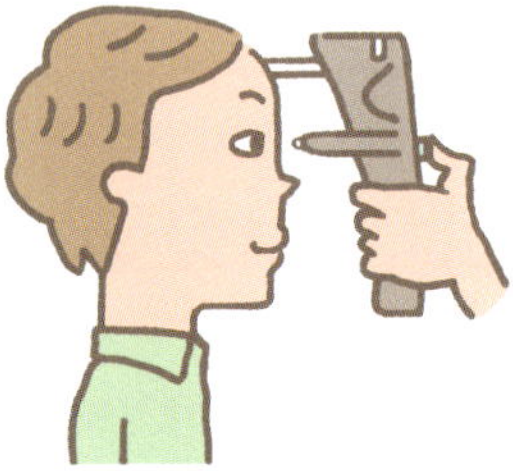

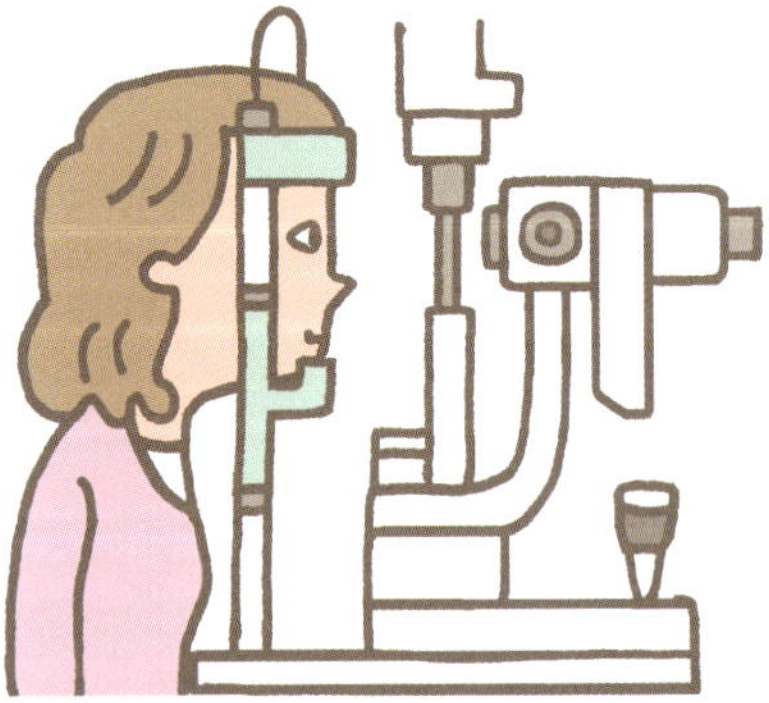

細《さい》隙《げき》灯《とう》顕微鏡検査

スリット状（帯状）の光をあてて前眼部を観察できる細隙灯顕微鏡と隅角鏡を組み合わせ、隅角の広さを確認する検査。開放隅角緑内障か閉塞隅角緑内障かを調べます。

眼底検査

眼底カメラで、目の奥にある視神経乳頭周辺の変化を調べる検査です。視神経の出口である視神経乳頭の凹みが大きくなっていると、視神経がダメージを受けているサインで緑内障が疑われます。

OCT検査（光干渉断層計）

視神経や網膜を輪切りにした状態で撮影し、眼底の視神経の状態を詳細に画像化できる比較的新しい検査方法。視神経や網膜の厚みがわかり、神経が薄い部分は視野欠損が見られる。緑内障の早期発見やタイプの診断に役立つ。

OCT 検査結果データを見るポイント

眼底の画像
赤い線状のものが視神経で、黄色く明るい円状の部分が視神経の出口である視神経乳頭。ここが大きくなっていると緑内障の疑いがある。

眼底の断面

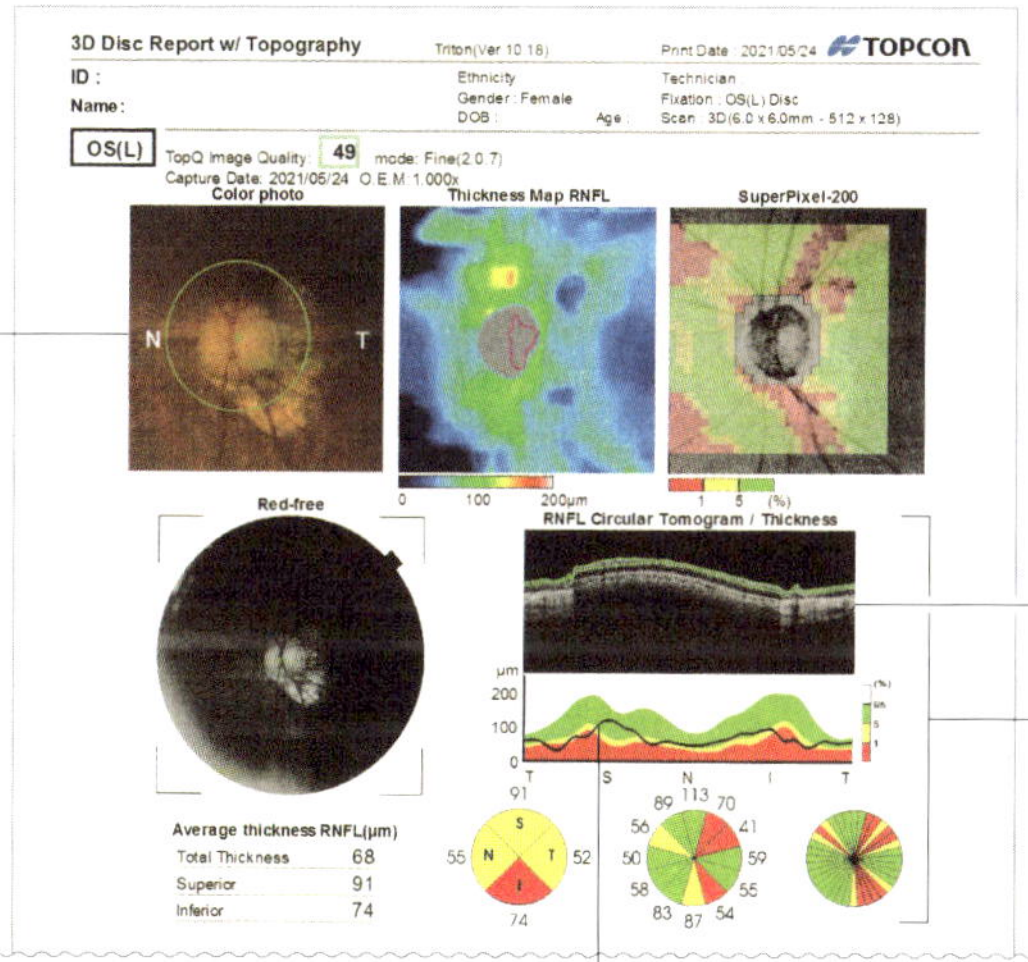

神経の厚みがあれば高く、薄ければ低くなる。

神経の厚みの図
白や緑は正常、黄色は要注意、赤は緑内障の疑いとなる。
＊検査機器によって表記方法が異なることがある。

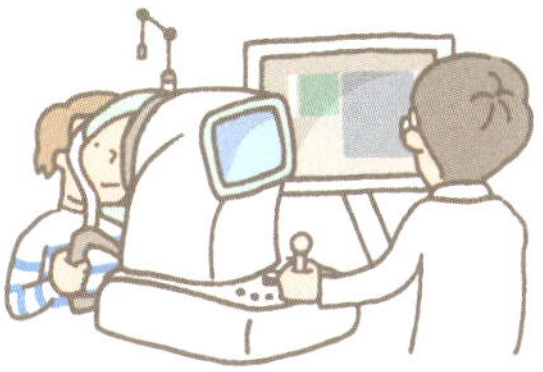

データ提供／平松 類

視野検査

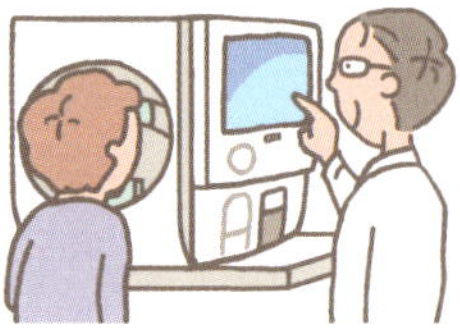

ランダムに光る、明るさの違う光が見えたらボタンを押すことで、視野を調べる検査。30度の静的視野（P68）を測るのが一般的です。➔P73〜

視野検査データを見るポイント

固視不良……視野検査は中心をまっすぐ見て行うが、中心から目が動いてしまった場合、この数値で検出される。

偽陽性／偽陰性……意図的に間違えたり、偶然よい結果になっていないか、検査の精度を表す数値。

グレースケール……下のMD値を図表化したもの。見えていない部分が黒く表されるが、この図よりも数値のほうが重要。

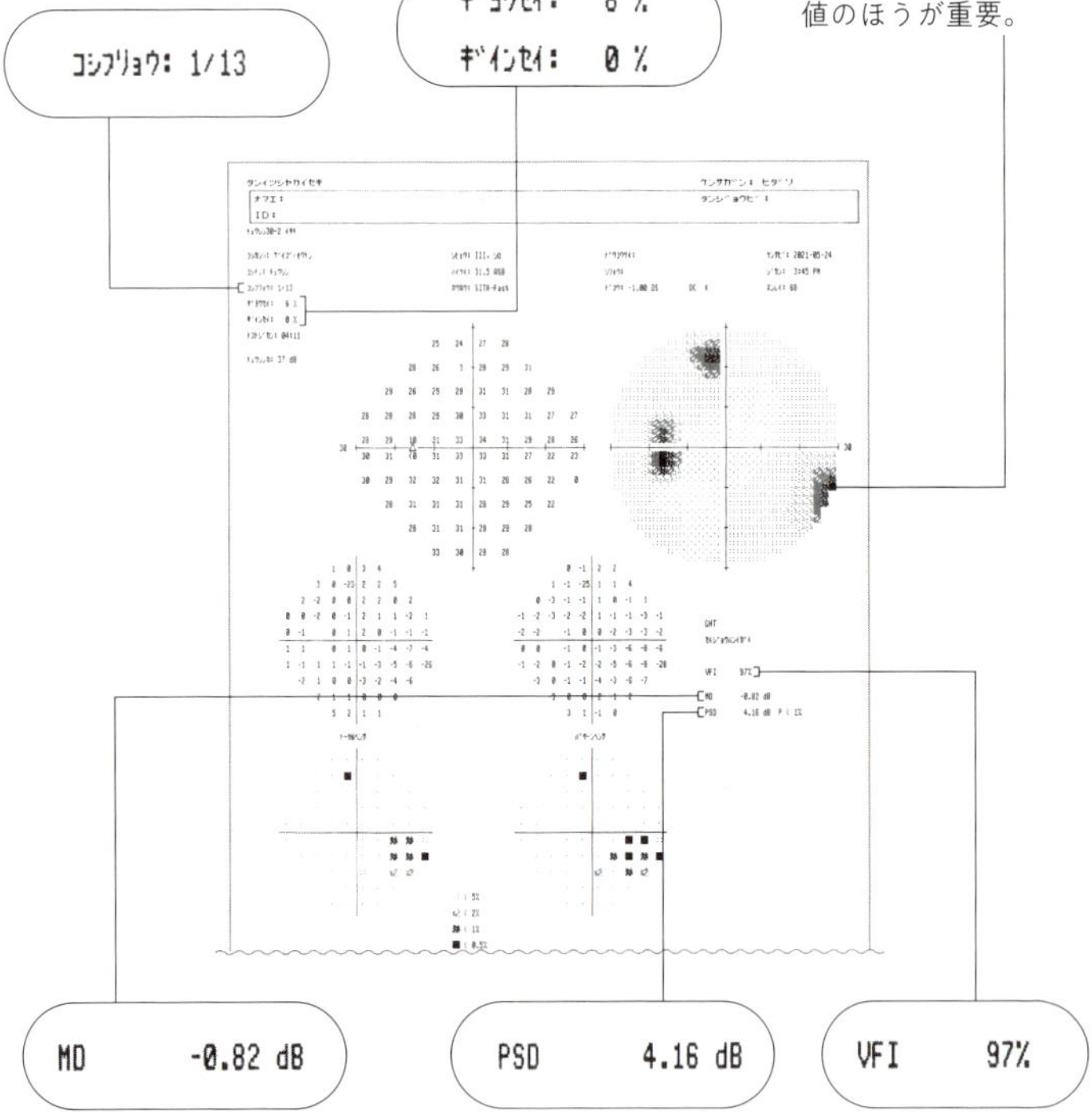
コシフリョウ: 1/13
ギヨウセイ: 8 %
ギインセイ: 0 %
MD -0.82 dB
PSD 4.16 dB
VFI 97%

MD……視野欠損の進行度を表すもっとも重要な数値。0が正常で、視野が欠けるほどにマイナスになる。–30でほぼ見えない。前回の検査と比較して、急速に低下していると要注意。➔P70

PSD……視野のばらつきを表す数値。初期の緑内障では、MD値よりも進行度の参考となる。

VFI……視野欠損の進行を表す数値。全体を99%として何%見えているかを表す。数値が低いほど見えていないことに。

データ提供／平松 類

緑内障早わかり④

緑内障の治療

緑内障治療の基本は目薬です。進行度や年齢に応じて、レーザー治療や手術が選択されます。

目 薬

房水の産生を抑制、排出を促進、その両方という３つの方法で、房水の流れをよくして眼圧低下を促します。この３つのタイプのほか、２つの目薬を１本にした合剤もあります。➔P90～

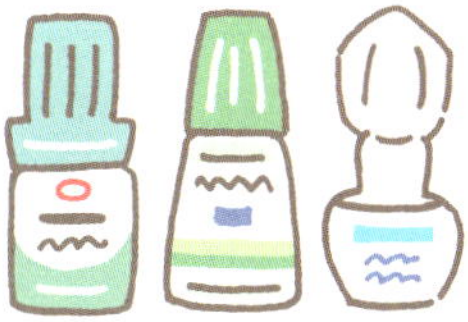

房水の排出を促進

● プロスタノイド受容体関連薬

線維柱帯からシュレム管を通るルートとは別の、ぶどう膜強膜流出路（P91）からの排出を促進。現在、もっとも眼圧低下作用が高いとされる。

● α1遮断薬

強膜への房水排出を促進する。もともとは降血圧薬。

● ROCK阻害薬

房水の自然な流れを促進。

● イオンチャネル開口薬

房水排出のメインルートからの排出を促進。目のまわりが黒ずむ副作用は少ない。

● 副交感神経作動薬

副交感神経を刺激して毛様体を収縮させることで、線維柱帯の網目を広げて排出を促進。

房水の産生を抑制

● 炭酸脱水酵素阻害薬

房水の産生にかかわる炭酸脱水酵素の作用を妨げる。

● β遮断薬

毛様体にあるβ受容体への刺激を遮断することで房水がつくられにくくする。

房水排水促進&産生抑制

● α2作動薬

毛様体に存在するα2受容体に作用することで房水産生を抑制し、ぶどう膜強膜流出路からの房水排出を促進。

● α1β遮断薬

β受容体をブロックすることで房水産生を抑制し、α1をブロックすることで房水の流出を促す。

目薬の正しい差し方

目薬の効果を得るには、正しく差すことが非常に重要です。
実はとても多くの人が間違った差し方をしています。

1 人差し指でまぶたを下に引いて１滴入れる。

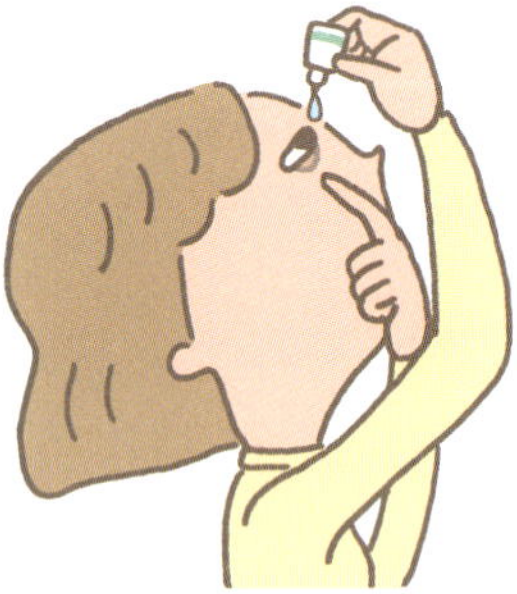

Point

目薬のふたは容器側の面をテーブルなどに置くと感染症の原因となるため注意。

Point

２滴以上入れても効果は同じ。１滴を確実に入れるように。

うまく目薬が入らない人は

げんこつ法

利き手とは反対の手でげんこつをつくってほおに置き、目薬を持った手をのせて固定すると、ぶれずに差しやすい。

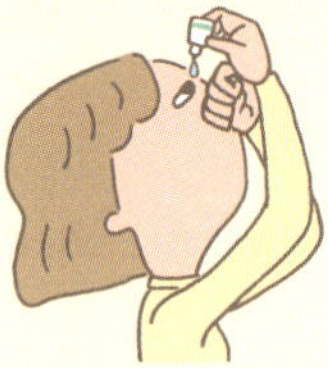

2 目を閉じて1分ほど目頭を押さえる。これによって目薬が鼻に流れてしまうのを防ぐ。

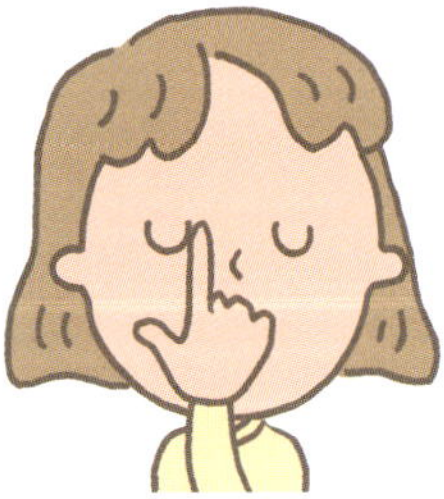

NG

目をパチパチさせると涙が出て、薬の成分が流れてしまう。

3 目薬があふれた場合はさっとぬぐう。もう片方の目も同様に差す。

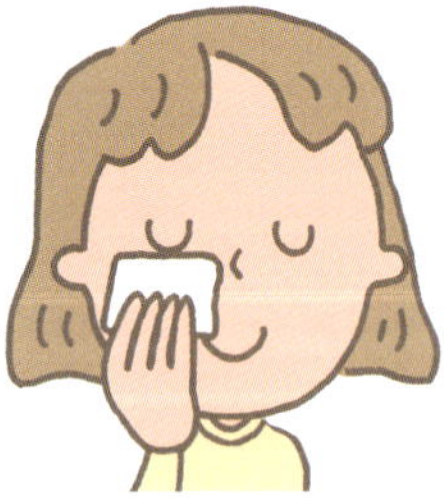

NG

ティッシュペーパーを目にあてていると、目にたまった目薬を吸収してしまうことがあるため、薬が目に十分行き渡らない。

レーザー治療

目薬では十分な効果がない場合などはレーザー治療が選択されます。切らずにレーザー照射で焼灼《しょうしゃく》する点が手術と異なり、開放隅角か閉塞隅角かによって術式が変わります。いずれも外来での施術が可能です。

➔ P120～

おもなレーザー治療

SLT（選択的レーザー線維柱帯形成術）…………開放隅角緑内障

線維柱帯にレーザーをあてる。レーザーがあたった場所は収縮し、それに伴いあたっていないところが引っ張られて広がるため、線維柱帯の目詰まりが解消される。

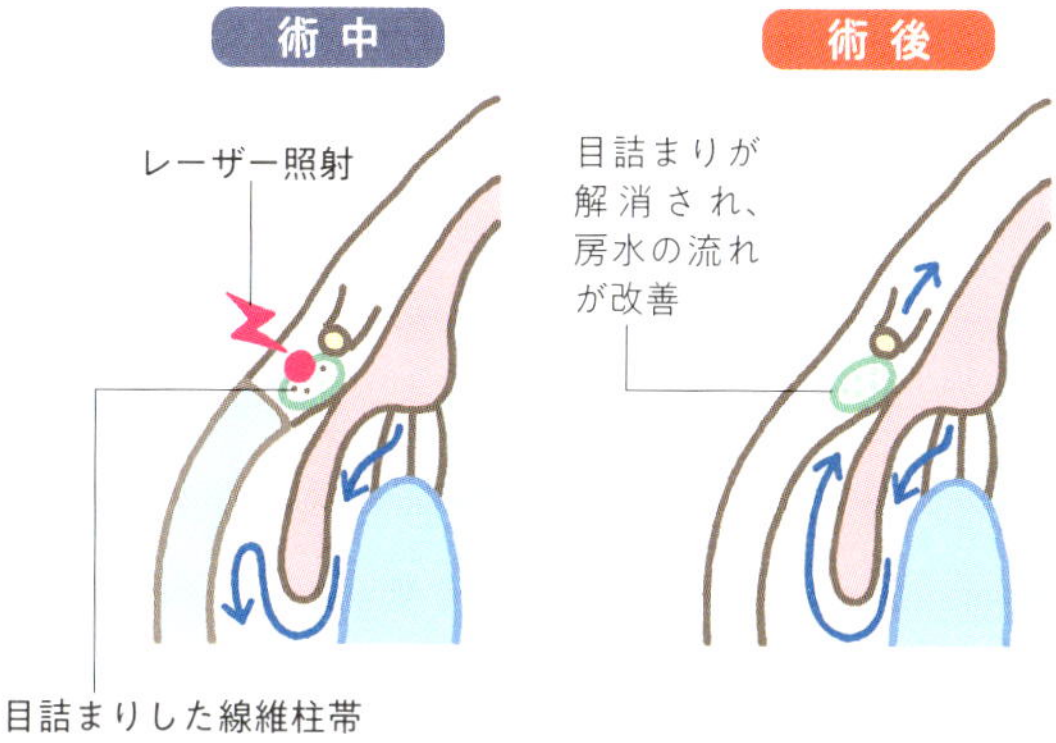
術中
レーザー照射
目詰まりした線維柱帯
術後
目詰まりが解消され、房水の流れが改善

LI（レーザー虹彩切開術）…………閉塞隅角緑内障

虹彩にレーザーをあてて小さい穴をあけ、房水の通り道をつくる。閉塞隅角緑内障で起こる「急性緑内障発作（P 61）」の治療としても行われる。

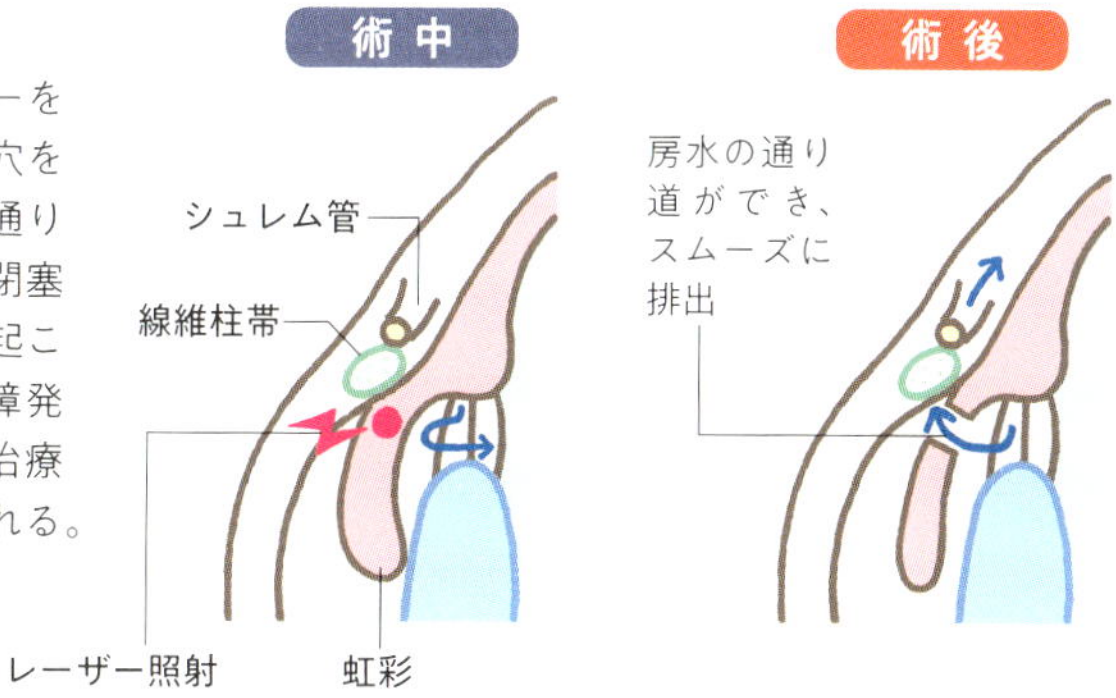
術中
シュレム管
線維柱帯
レーザー照射
虹彩
術後
房水の通り道ができ、スムーズに排出

手術

目薬やレーザーでは効果がみられない、視野欠損の進行が早い場合などは手術を検討します。おもな術式には下の3つがあり、体への負担が少ないMIGS（低侵襲手術）も増えています。 ➡ P128～

トラベクロトミー（線維柱帯切開術）

詰まっている線維柱帯を切開することで、目詰まりを解消。洗面台のフィルターを撤去するイメージ。

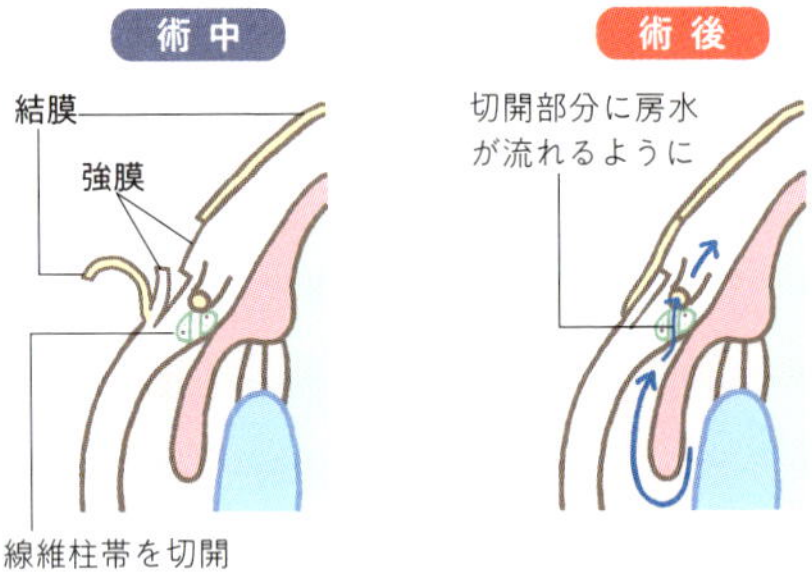

トラベクレクトミー（線維柱帯切除術）

強膜と虹彩に小さな穴をあけ、新しい排水ルートをつくる手術で、洗面台の排水管を新たに設置するイメージ。

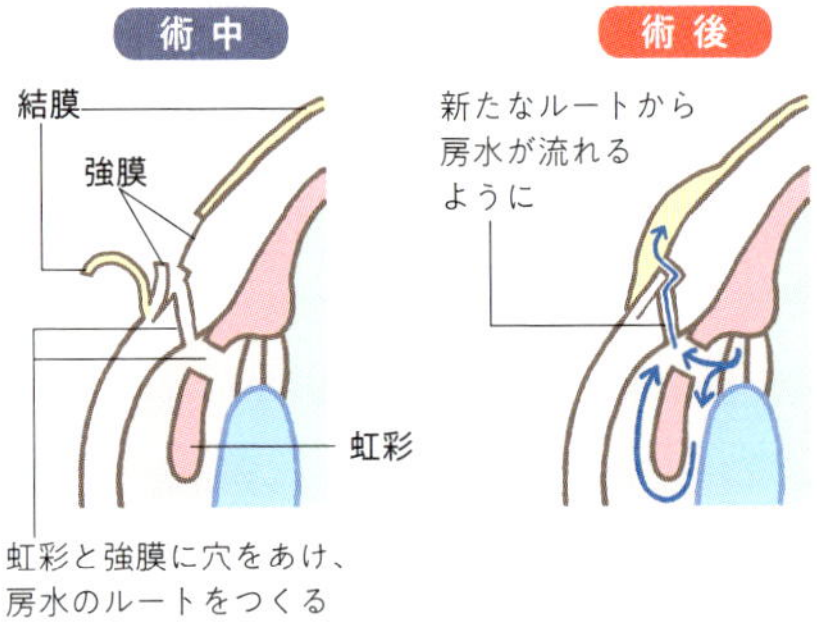

チューブシャント手術

プレート状のタンクと排水のためのチューブを埋め込むことで房水の流れを改善する。洗面台の排水管と本管を入れ替えるイメージ。

プレート
穴のあいたタンク部分は図のアーメドのほか、穴が横にならんだバルベルトもある。

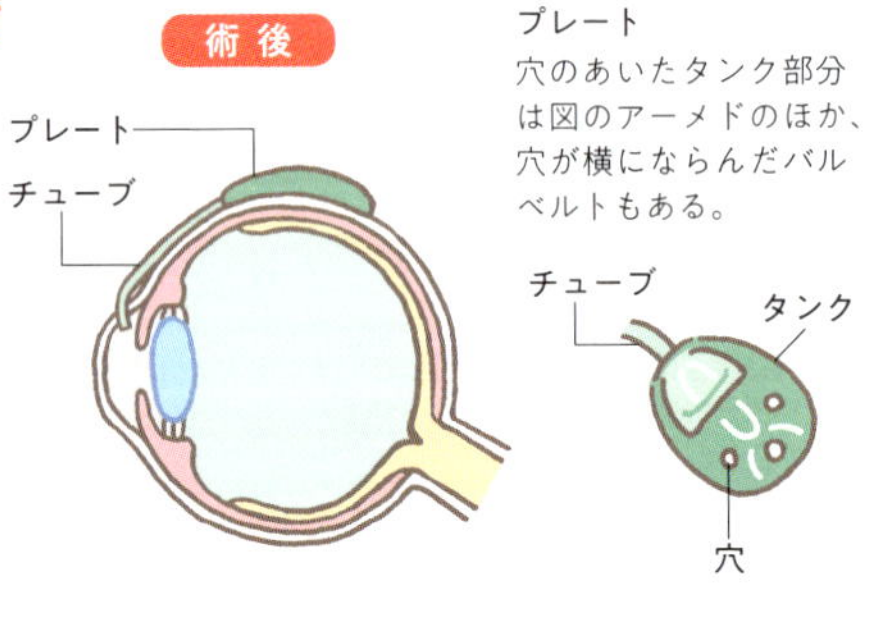

Column

緑内障と遺伝の関係

親が緑内障である場合、その子も緑内障を発症しやすいと考えられています。実際、**親が緑内障だった場合の子の発症リスクは、閉塞隅角緑内障で2.44倍、開放隅角緑内障で6.66倍**という研究もあります。

しかし、親子関係における発症リスクの高さが、遺伝によるものかは、はっきりとわかっていません。なぜなら、緑内障の発症は遺伝子によるだけでなく、**生活習慣が要因であることが多い**ためです。たとえば、暗い部屋でスマホを見たり、ストレスをためやすかったりといった、眼圧を上げやすい行動・思考をしやすい親のもとで育った子は、親と同じような行動・思考をしやすくなります。そのため、親が眼圧上昇によって緑内障を発症したら、子も眼圧上昇が起こりやすく、緑内障を発症しやすくなると考えられているのです。たとえ子が独り立ちして親元を離れても、生活習慣はそう変わりませんので、親の緑内障の発症リスクを子も保持してしまうことになります。

そこで、緑内障発症において、実際に遺伝によって発症した割合を見てみると、閉塞隅角緑内障の場合で19.4%、開放隅角緑内障の場合で8%といわれています。つまり、**多くの場合が遺伝子によるものではなく、親と生活を共有し、生活習慣を受け継いだことが大きな要因**となって発症したと考えられるのです。従って、たとえ親が緑内障を発症したとしても、生活習慣に気をつければ、予防や対策が可能です。まずは自分の生活や考え方に緑内障のリスクとなるものがないかを見直し、改善していきましょう。

はじめに

緑内障と言われると、もう人生終わりだ。もう私は見えなくなるんだ。と思ってしまう患者さんが多いです。

医師からは「失明する病気だ」というようにも言われて「治らない」とまで言われてしまうことがあります。

私は両親が緑内障です。母はあなたのように真剣に病気に向き合う人です。父は結構適当で病気のことを忘れていたりしてしまう人です。残念ながら世の中には父のように病気のことを忘れてしまう人、目薬を定期的に差せない人、眼科にも来なくなってしまう人、というのが多いです。

だからこそ医師はあなたが心配になるように、「失明する」「もうだめだ」と強く言って医者の元に診察に来るようにしています。

けれども緑内障はきちんと知って対処すれば多くの人が問題ない病気です。ましてあなたのように、こうやって書籍を手に取って何かを知ろうという人には問題ない病気といってもいいぐらいです。

逆にいうと緑内障というのは知識がないと、勘違いしたり悪い方向性に行ってしまう病気であるのも事実です。

ネットには多くの情報がのっていて「それで十分」という人がいます。けれどもネットの情報はまとまっていないために、「たくさん知っているけれども肝心のところが抜けている」となったり「特殊なことばかり頭に入れて間違った認識になっている」という人をよくみます。

だからこそこうやって、まとまって知識を入れるということをすれば、抜けたり勘違いが起きることを防げます。ぜひ、病気のことを知ってよりよく人生を送れるようにしていただければと思います。

平松 類

Contents

第3箇条　睡眠の質を上げる 172
目に最適な睡眠時間 173
寝付きがよすぎるのも注意！ 174
眼圧を上げない枕 175
注意したい寝姿勢 176
睡眠時無呼吸症候群 177
第4箇条　デジタル機器をうまく使う 178
デジタル機器との距離と姿勢 179
デジタルの「光」に気をつける 180
第5箇条　目の血流を改善 181
有酸素運動で血流アップ 182
気をつけて！ 眼圧を上げる運動に注意 184
第5箇条＋α　「3コン」対策で乾燥防止 186
第5箇条＋α　目にも肌にも紫外線対策 188
おわりに 190

参考文献
『自分でできる！ 人生が変わる緑内障の新常識』平松類（ライフサイエンス出版）、『眼科医だけが知っている一生視力を失わない50の習慣』平松類（SB新書）、『1日3分見るだけで認知症が予防できるドリル』平松類（SBクリエイティブ）、『見るだけで老眼・緑内障・白内障を発見し視力を改善する本』平松類（主婦の友社）

STAFF
カバーデザイン／林 陽子（Sparrow Design）
本文デザイン／尾形 忍（Sparrow Design）
イラスト／熊猫手作業社
編集／時岡千尋（cocon）
協力／菅原嘉子
校正／向後真理
表紙撮影／村尾香織

第1章

緑内障は失明する病気？

緑内障の失明率は
実は高くありません。
治療で失明は99％
食い止められます

日本人の失明原因1位というけれど……

「失明する病気」ではなく「治療できる病気」

「緑内障になると、いずれ失明してしまう」。そんなイメージをもつ人は多いのではないでしょうか。たしかに緑内障は、**日本における失明原因1位**の病気ですが、これは「失明した人の数」を示すもので、「失明しやすさ」を表すものではありません。

緑内障は、40歳代以上の20人に1人、70歳代以上だと10人に1人がかかるとされる身近な病気で、失明につながる病気のなかでは圧倒的に患者数が多く、失明した人も必然的に多くなります。そのため、緑内障は「失明原因1位の病気」といわれていますが、**一般的な緑内障で失明するのは非常にまれ**で、たとえ進行していても、**正しい治療を続ければ失明を防ぐことができる**のです。

日本における失明原因

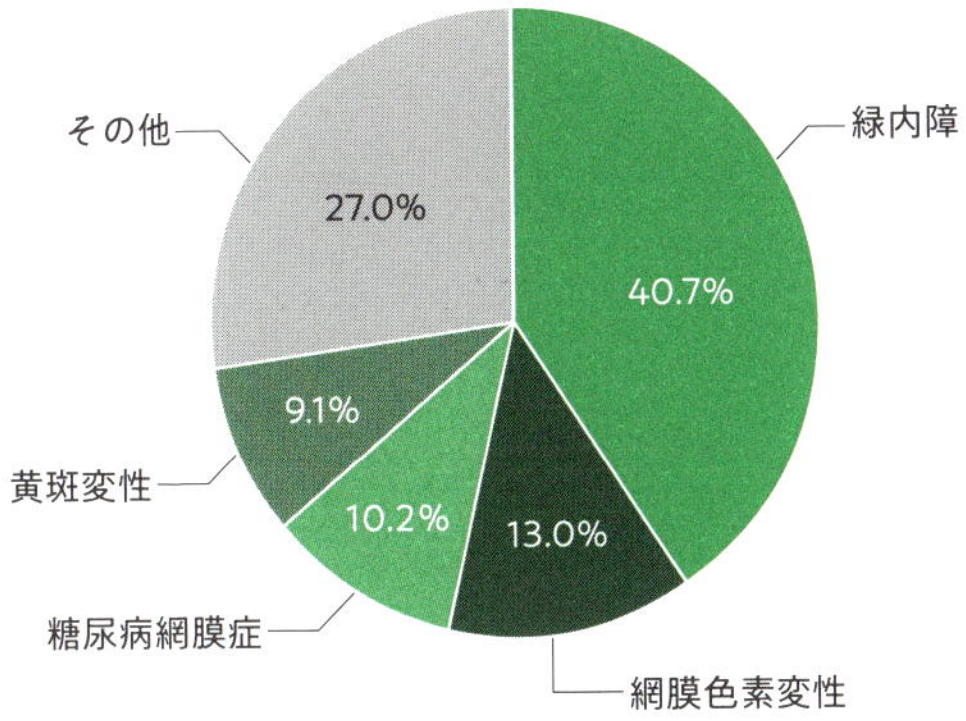

(出典)R. Matoba et al. A nationwide survey of newly certified visually impaired individuals in Japan for the fiscal year 2019: impact of the revision of criteria for visual impairment certification. Jpn J Opthalmol. 2023 may;67(3):346-352. より作成

日本における年齢別緑内障有病率

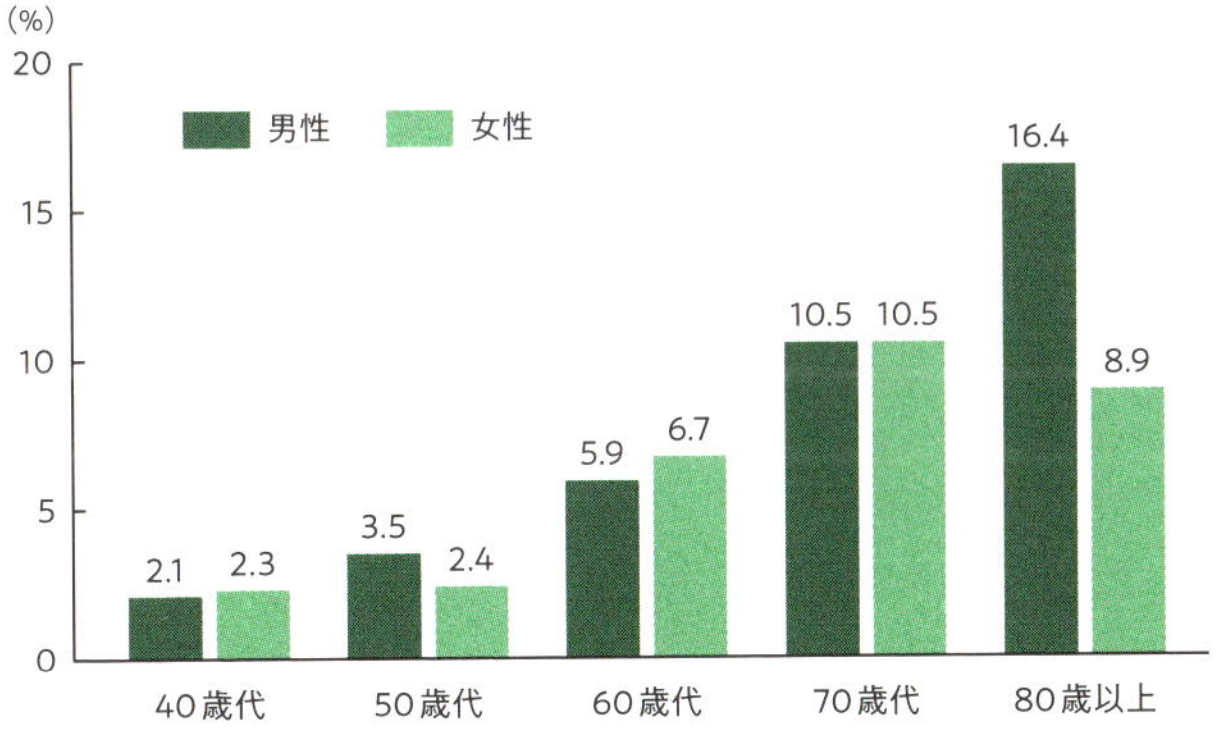

(出典)「日本緑内障学会多治見緑内障疫学調査」より作成

70歳代以上では10人に1人は緑内障を発症しており、非常に身近な病気。それだけに患者の絶対数も多く、失明原因２位以下の疾患に比べ、失明者数も多くなってしまう。

99%は失明を食い止められる!?

早期発見で失明は防げる

緑内障は、適切な治療を受けていれば99%失明しません。私が勤務する病院の外来でも、ほとんどの患者さんが視力を失わずに、不自由なく生活されています。

しかし、1%の患者さんが失明することは事実です。失明に至る場合、緑内障に気づいたときにはすでに進行していて、治療による効果があまり期待できない状態だったことがとても多いのです。つまり、緑内障に**早期の段階で気づき**、適切な治療を開始していれば、失明することはほとんどないといえます。

緑内障はだれでもなりうる身近な病気であるからこそ、**定期的な検診やセルフチェック**（P146）で、視野の異常に早めに気づくことが大切です。

早くに治療を始めるほど見える期間は長い

この図は治療を開始した年齢と視野悪化の関係を示したもの。早くに治療を始めたほうが、視野の悪化をゆるやかにできる。

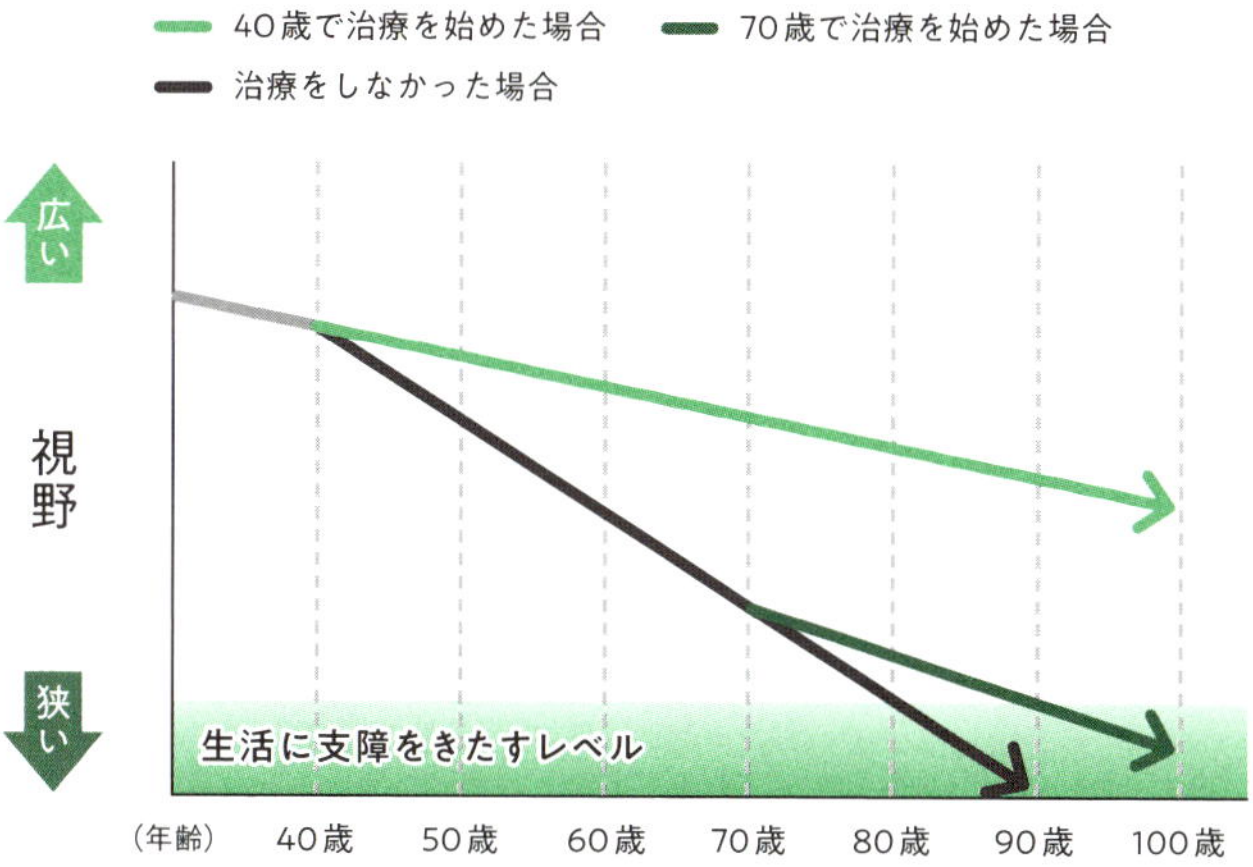

緑内障の失明率

日本での研究を見てみると、**日本人に多い正常眼圧緑内障での失明率**は以下のような報告があります。

片目失明率

20年間で

9.9%

両目失明率

20年間で

1.4%

(出典)Sawada A,et al. Progression to Legal Blindness in patients with normal tension glaucoma;hospital-based study. Invest Ophthalmol Vis Sci 2015 Jun;56(6):3635-41より

ただし、これは緑内障患者のデータで、病院にかかっていない人数を考慮し、また、日々の治療薬や手術技術の向上を考えるとさらに失明率は下がり、**ほぼ99%失明しない**といってもよいでしょう。

見えなくなるってどういうこと？

「失明＝視力ゼロ」は間違い

病気や事故などにより、視力を失ってしまうことを「失明」といいます。失明といえば、「視界が真っ暗になる」「何も見えなくなる」など、視力がゼロになるかのようなイメージをもたれる方が多いかもしれません。しかし、このような光さえも感じなくなる「完全失明」は、頻度としてはあまり多くありません。緑内障の失明では、**視力や視野が完全に失われたわけではないものの、生活を送るのが極めて困難**になるまで視力・視野が失われた「**社会的失明**」であることが多いのです。

社会的失明の場合、光は感じられ、ぼんやりと見えるものはあるものの、食事の準備や掃除などの家事がしにくかったり、歩いていて不安に感じたりと、生活に支障をきたすようになります。メガネやコンタクトレンズでの視力矯正ができず、これまでどおりに仕事ができなくなることもあります。

このような説明をすると、緑内障が進行し、見えにくくなることに不安を抱かれるかもしれませんが、万が一見えにくさが出てきても、**生活の質を保てる方法はたくさんあります**。今後の症状の進行によっては、見えにくさを克服しながら生活するための方法を医師と相談しておきましょう。

また、見えにくさが出てきた患者さんのための「**ロービジョン外来**」という専門外来では、補助具（ルーペや拡大読書器、遮光眼鏡など）の使い方の指導や、生活指導を受けることができます。ロービジョン外来に早めにつながれたことにより、仕事を辞めずに続けられている人もたくさんいます。

見えにくさが進行し、困りごとが増えた場合には、**リハビリテーションセンター**＊**などの専門施設で生活支援を受ける**ことができます。専門施設では、白杖を使った歩行訓練や日常生活訓練などのほかに、音声を使ってパソコンやスマートフォンで情報収集をする方法（コミュニケーション訓練）なども教えてもらえます。

＊国立障害者リハビリテーションセンター
http://www.rehab.go.jp/

緑内障は末期まで見えている

脳や片方の目が視野を補う

緑内障になったからといって、急に見えにくくなったり、失明に至ったりすることはありません。視野欠損の症状は、**10〜20年という長い時間をかけてゆっくりと進行**します。また、たとえ視野の一部が欠けたとしても、**欠けた部分の情報を脳が補う**ようになり、片目で視野欠損が起こっても、**もう片方の目が視野を補う**ようにもなります。そのため、緑内障の中期以降に視野が大きく欠損するようになっても、問題なく見えていることがあり、かなり進行してからでないと、自覚症状として「見えにくさ」が現れるようにはなりません。視野が半分以上欠けても、自覚症状を感じないことがほとんどです。

一度失われた視野は、元どおりに戻すことはできません。しかし、たとえ視野が欠けて狭くなっても、「**有効視野**」を活用することで、見えにくさをカバーすることができます。

有効視野とは、ただ見えているだけの視野とは異なり、見えると同時に、「あそこから車が来ているから避けよう」といった**判断ができる視野の範囲**のことです。有効視野が広いと、脳に届く情報が多くなり、脳が活性化されて視覚情報を効率的に処理できるようになり、交通事故なども起こしにくくなります。

有効視野を広げれば、狭くなった視野を有効に使うことができますので、**有効視野を鍛えるトレーニング**（Ｐ１４９）に取り組んでみましょう。

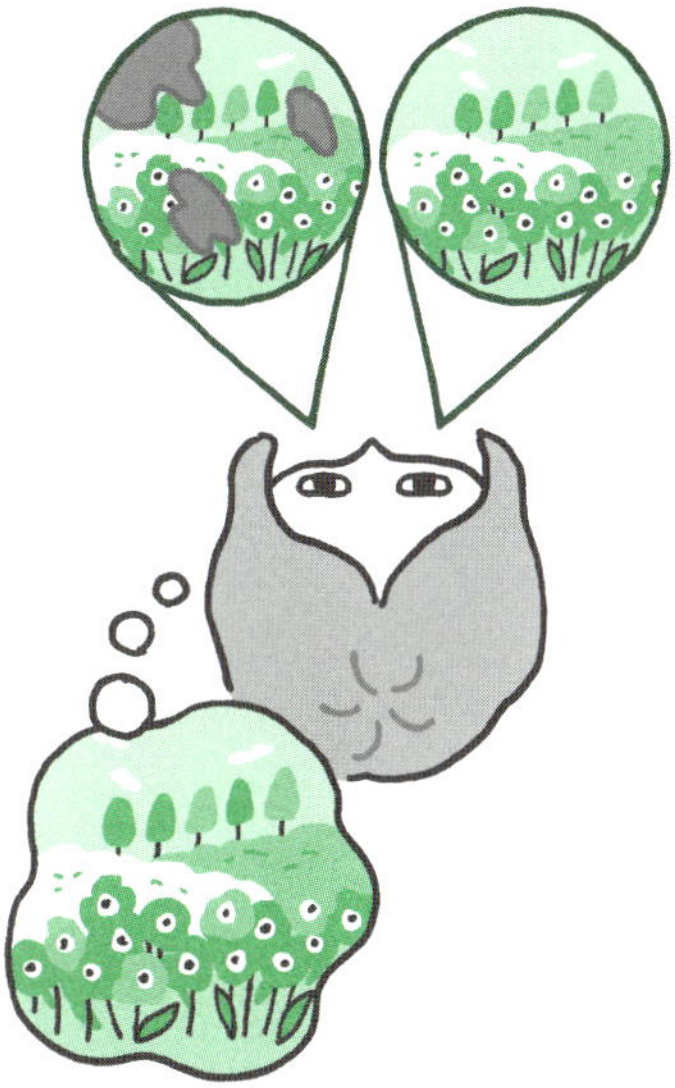

左目に視野の欠損があっても、
右目と脳が補い、見えている。

緑内障は治らないが食い止められる

治療の継続で視野を維持できる

緑内障は、眼圧が上がることで視神経が傷つき、視野が徐々に欠けていく病気です。傷ついた視神経は、残念ながら**正常な状態に戻ることはありません**。しかし、初期から中期の間に正しい治療を開始し、緑内障の悪化を避ける生活習慣を身につければ、**症状の進行を止められ、日常生活に支障をきたさない程度の視野を維持**して一生を過ごすことができます。

たとえ失明寸前にまで進行していたとしても、手術などで進行を止められる可能性があります。緑内障は「**きちんと治療すれば、失明はほとんど起こらない**」と考え、あきらめずに治療を続けていきましょう。

治療が難しい続発緑内障

病気・けがが原因で緑内障が起こる

緑内障のほとんどを占めるのは、眼圧が上がる原因が見つからない「原発緑内障」です。一方で、**糖尿病やぶどう膜炎などの病気や外傷（けが）などが原因**となる場合があり、こちらは「**続発緑内障**」と呼ばれています。

続発緑内障では、先に原因となっている病気やけがの治療を行います。これによって緑内障も治る場合がありますが、緑内障についての治療が必要になることがほとんどです。また、続発緑内障は治療中にさまざまなトラブルが起こりやすく、**一般的な緑内障よりも治療が困難**になることが多いです。とくに糖尿病が原因の場合は、失明原因3位の糖尿病網膜症を合併することもあるため、注意が必要です。

Column

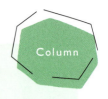

緑内障と近視の関係

近くのものは見えるのに、遠くのものはぼやけて見える**「近視」は、緑内障のリスク要因**のひとつです。中等症の近視の人は、近視ではない人と比べると、2.92倍も緑内障になりやすいとされており、近視が進んだ「強度近視」になると、さらに緑内障のリスクが高まります。

その原因は、強度近視になると**眼球が前後に伸び**、ねじれまで生じていることがあるためです。このような**眼球の歪み**によって、眼底（眼球の後方）から出る**視神経に強い負荷がかかり**、緑内障が生じやすくなります。

強度近視だからといって、必ず緑内障になるとは限りませんが、定期的に眼科で検診を行ったり、アムスラーチャートでセルフチェック（P146）をしたりして、自分の目の状態を正しく把握するようにしましょう。

近視の人は眼軸《がんじく》が長い

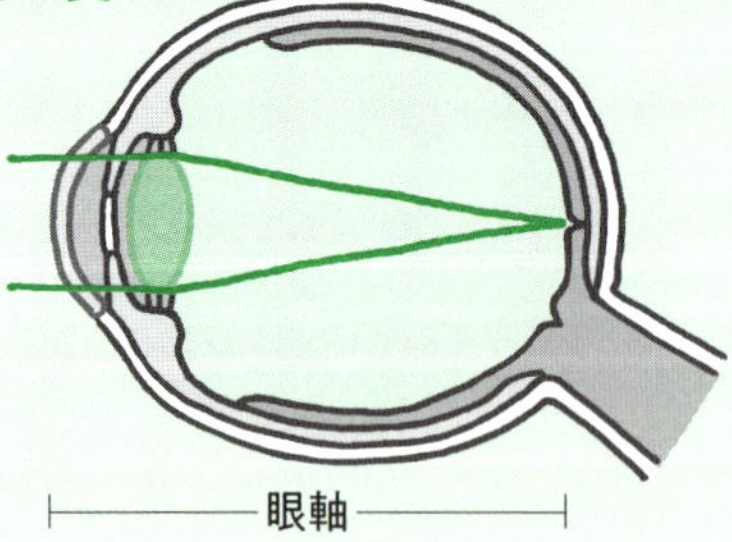

目の奥行き（眼軸）は、正常な目は約24㎜なのに対して、強度近視の目は30㎜以上。

第2章

知ってますか？眼圧のホントのところ

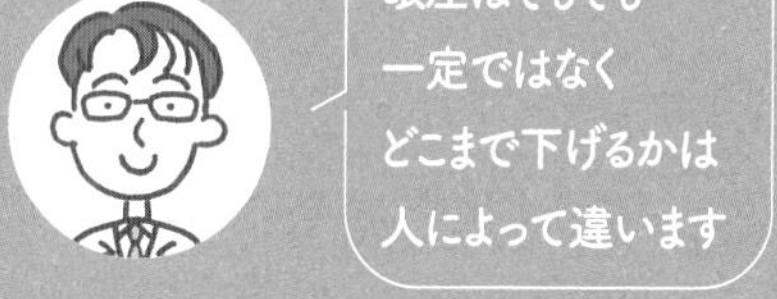
眼圧はそもそも
一定ではなく
どこまで下げるかは
人によって違います

Q1 そもそも「眼圧」って何ですか？

A

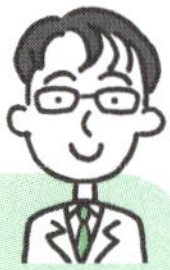

眼球の内側から外に向かってかかる圧力のことです。眼圧は、「房水」が眼球内を循環することで生み出されます。

眼圧とは、眼球の内側から外に向かってかかっている圧力のことで、**眼球の硬さや丸い形を維持するのに必要**なものです。本来、眼球はやわらかい組織ですので、眼圧がないと形が崩れてしまいます。たとえば、目を閉じてまぶたの上から指で眼球に触ってみても、へこんだり、潰れたりすることはありません。これこそが、眼球が眼圧で硬さや形を保っているおかげなのです。また、眼球がやわらかいままだと、目のレンズである角膜を支えることができず、目の奥にある網膜に映し出される像も歪んでしまいます。

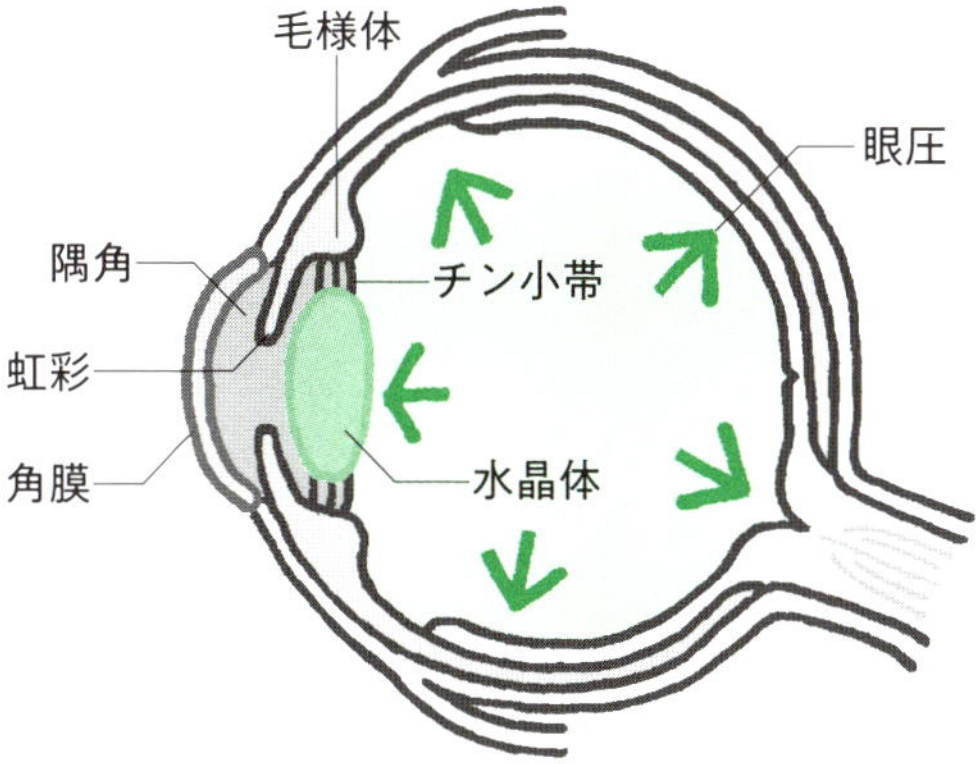

眼圧を生み出しているのは、**眼球にある「房水」という水分**です。房水は、一定の圧力をかけながら眼球を循環し、眼圧を生じさせています。

房水の多くは、水晶体を支えるチン小帯の付け根にある**毛様体でつくられます**。

産生された房水は眼球へと流れ込み、血管の通っていない角膜や水晶体に栄養を与え、その老廃物を取り除く役割を果たします。そして、角膜と虹彩の根元にある**隅角から、眼球の外へと排出**されます。隅角には、**房水の排水口となる「線維柱帯（P9・フィルターの役割）」と「シュレム管（P9・排水管の役割）」**があり、その先は静脈につながっています。

房水がつくられる量と排出量のバランスがとれていると、**眼圧は正常値（10〜20㎜Hg）**に保たれます。

Q2 どうして眼圧が高いと、緑内障になるのでしょうか？

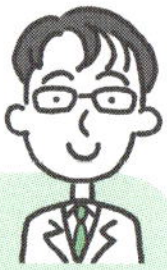

A

高まった眼圧によって**視神経が圧迫**されてしまい、障害が起こって**視野が欠ける**ようになります。

眼圧を生み出しているのは、眼球を循環している房水です。この房水が、何らかの原因で排出されずに眼球にたまってしまうと、**眼圧が上昇**し、眼球の壁が眼圧によって強く押されます。すると、視神経（P6・網膜に入った視覚を脳に送る神経）とつながる部分である**「視神経乳頭」**（P6）**も強く圧迫**されるようになり、やがて**視神経がダメージを受け、障害が引き起こされます**。

障害を受けた視神経は、目から得た情報を脳に伝えられなくなり、**視野欠損などの異常**が生じます。これが、眼圧上昇によって緑内障が起こるしくみなのです。

緑内障発症に至るまで

眼圧上昇 → 視神経乳頭陥凹拡大 → 前視野緑内障 → 緑内障

視神経乳頭陥凹拡大：視神経の出口である視神経乳頭陥凹のくぼみが大きくなる緑内障のサイン。

前視野緑内障：視神経がダメージを受けているものの視野は欠けていない緑内障の前段階。

視神経乳頭陥凹《かんおう》拡大・前視野緑内障とは？

視神経乳頭は、網膜の神経細胞から出た神経線維が集まり、**視神経となって眼球の外に出て行く部分**のことで、そこにあるくぼみを「視神経乳頭陥凹」といいます。眼圧などで視神経が圧迫されると、このくぼみが拡大します(視神経乳頭陥凹拡大)。**くぼみが標準よりも大きいと緑内障の可能性が高い**ため、見つかったときには放置せず、すぐさま医療機関を受診しましょう。

また、視神経乳頭陥凹拡大が見られ、視神経がダメージを受けているものの、**視野が欠けていない状態を「前視野緑内障」**といいます。この状態を治療すべきかについては見解が分かれるため、患者さんのメリット・デメリットを考慮して検討することになります。

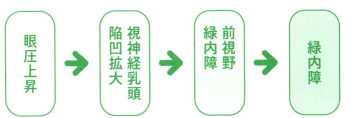

Q3 緑内障になりましたが、眼圧は正常値です。それでも眼圧を下げる必要はあるのですか？

A 視野に異常があれば**眼圧を下げる**必要があります。

一般的に、緑内障は眼圧が正常範囲（10〜20㎜Hg）を超えることで発症すると考えられていますが、**日本人の緑内障患者全体の70％以上***は、**眼圧が正常範囲内**でありながらも発症しています。これを「正常眼圧緑内障」といいます。

正常眼圧緑内障は、**視神経が何らかの原因で弱っている**がために、たとえ正常範囲の眼圧であっても、視神経が耐えられずにダメージを受けてしまうことで発症すると考えられています。この場合、「眼圧が正常範囲だから」として何の対処もしないでいると、症状が進行してしまいます。つまり、たとえ眼圧が正常値であっても、視野に異常が生じているのであれば、眼圧を下げる治療が必要なのです。

＊（出典）Iwase A,et al.The prevalence of primary open-angle glaucoma in Japanese:the Tajimi Study.Ophthalmology 2004;111(9):1641-8 より

Q4 眼圧はどうやって測りますか？

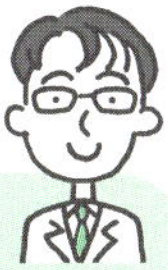

A

いくつか方法がありますが、より正しい数値を得るには、毎回同じ測定方法で、定期的に測定することが大切です。

眼圧の測定方法には、眼圧計で**空気を目にあてて測る**方法や、麻酔の目薬をしたうえで**角膜にチップをあてて測る**方法、**特殊な針を角膜にあてて計測**する方法（リバウンド式）などがあります（P10）。

この3つの検査は、いずれも「何らかのもので眼球を押し、跳ね返ってくる強さ」で眼圧を測っています。つまり、使う器具が違えど、測るメカニズムは同じです。いずれも正しい数値がでますが、チップをあてる方法が最も正しいとされています。ただし、測定方法による差もあるため、**同じ測定方法で**比較することが大切です。

眼圧測定はリラックスが大事

血圧の測定において、自宅などの日常生活環境では正常範囲内の値になるのに、病院や診療所などでは血圧が高くなることがあります。この現象は、医師や看護師といった白衣を着た人を見てしまうと、緊張しやすくなって血圧が上がることから、「白衣高血圧」と呼ばれています。

眼圧についても、病院などでは眼圧が上がる「白衣高眼圧」ともいうべき現象があります。血圧ほど明確に上昇することはありませんが、測定のときに「うまくやらなくては」と思ったり、測定に怖さを抱いていたりすると、**ついカんでしまい、数値が2〜3㎜Hgほど上がる**ことがあるのです。

眼圧の計測で力みが出てしまうときには、**深くゆっくりとした呼吸**を心がけて、全身をゆるめるようにしましょう。どうしても力んでしまう人は、測定前にあえて強めに力んでみると、脱力しやすくなります。また、近くばかり見ていると眼圧が上がりやすくなりますので、測定前から**視線を遠くに向ける**ようにしましょう。

眼圧測定のポイント

眼圧測定では、力みすぎて眼圧を上げてしまったり、目が閉じてしまったりと、なかなか慣れないものですが、呼吸や視線に気をつけて、リラックスを心がけましょう。

下を向く意識で

とくに空気をあてるタイプの測定時は目を閉じがち。目を閉じているときは眼球が上を向くので、下を向くよう意識すれば目が閉じにくく、視線もまっすぐになる。

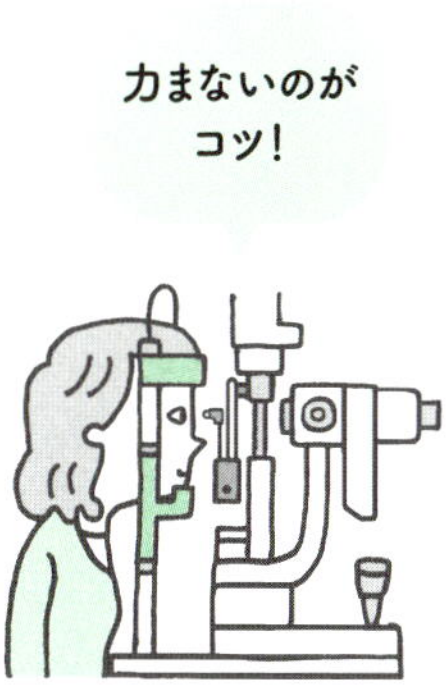

反対の目を開ける意識

目が閉じがちな人は、開けようとするほど力んでしまう。そんなときは、検査しているのと反対の目を開けるよう意識すると、自然と両目が開いてくる。

視線はできるだけ遠くに

近くを見ようとすると力みがちに。遠くを見るような感覚で臨むと、うまく力が抜ける。

うまくやろうと思わない

うまくやろうと思えば思うほど、力んでしまう。「うまくできなくてもいいや」くらいに考える。

検査前にやってみよう

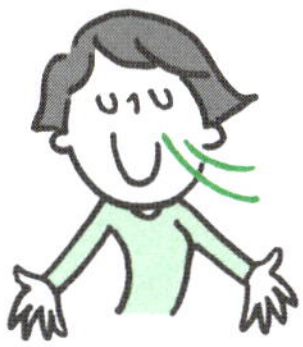

検査前に息を鼻から吸い、深く大きな呼吸をすることで、全身がリラックスする。

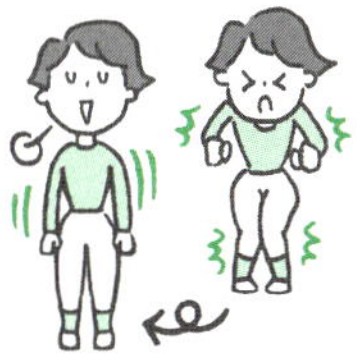

検査前にあえて一度力んでみると、体の力がスッと抜けやすくなる。

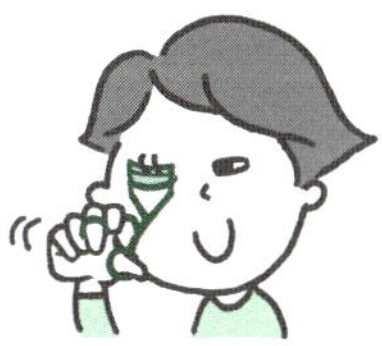

まつ毛が目を遮《さえぎ》ると正しく測定できない。女性はビューラーでまつ毛を上げておこう。

Q5

眼圧を測定すると、いつも値が一定ではありません。

A

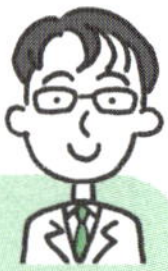

眼圧は常に変化するもので、1日のなかでも上がったり下がったりします。**何回か計測**し**平均値**を見つけることが大切です。

血圧がさまざまな原因によって変動することは、ご存知の方が多いのではないかと思います。じつは、眼圧も同じように変動します。

たとえば、一般的には**夜に高くなり、寝ている間にはさらに上昇しやすく**なります。季節によっても違いがあり、冬は**寒さによってとくに上がりやすい**とされています。また、逆立ちのような頭が下になる運動や、カフェインのとりすぎ、短時間での水の大量摂取、びっくりしたり緊張したりするような出来事などでも、眼圧は上昇します。

眼圧日内変動のイメージ

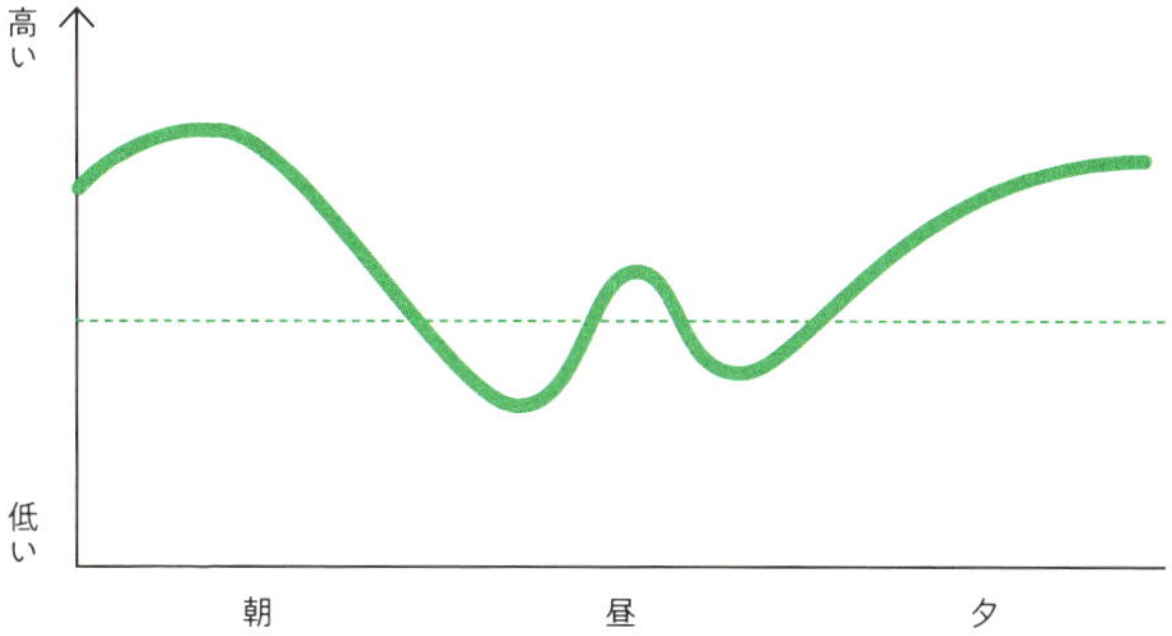

このような説明をすると、「ばらつきが出るような数値を測っても、意味がないのでは？」と思われるかもしれません。たしかに眼圧は、基本的に不安定なものです。1日のなかでも上がったり下がったりをくり返すような波があり、ちょっとした行動や感情の揺れでも上下します。しかし、何回か眼圧を測ることで、その人の眼圧のおおよその傾向がつかめ、平均値を見つけ出すことができます。そして緑内障においては、**この平均値が判明したあとで、治療方針を決定**します。

「平均値を出すまでに、緑内障が進行してしまいそう」と心配される患者さんもいますが、一般的な緑内障であれば、進行が非常にゆるやかであるため、気にする必要はありません。なお、進行が早い緑内障である場合には、すぐさま治療を開始します。

Q6 緑内障の治療では、どのくらい眼圧を下げればいいのですか？

A 多くの場合、進行度合いなどに合わせて**目標眼圧**を調整します。

眼圧を下げるうえでの目標の決め方は、3つあります。1つは、**眼圧の平均値から30％**下げることです。これは、「眼圧を30*％下げると、視野の進行を抑えられる確率が高い」という統計データにもとづいています。2つめは、緑内障の進行度合いに合わせて目標眼圧を設定する方法です。**初期であれば19㎜Hg、中期は16㎜Hg、後期は14㎜Hg**と、明確に区分されているので、目標としてはわかりやすいのが特徴です。

そして3つめは、進行度合いなどに合わせて、**そのときどきで目標を調整**する方法です。これは、眼圧は個人差が大きいことや、経過や加齢によっては目標を変える必要があるためで、実際の治療では、この方法を採用することが多いです。

＊（出典）Anderson DR,et al.Collaborative normal tension glaucoma study. Curr Opin Ophthalmol 2003;14(2):86-90. より

Q7 眼圧を下げるには、どのような方法がありますか？

A 基本は**目薬**での治療。**レーザー治療**や**手術**を検討することも。

眼圧を下げる治療の基本は、**目薬を毎日使う**ことです。処方した目薬で効果が見られない場合には、**目薬の変更や追加**を行います。それでも視野欠損が進んでしまったり、眼圧が下がらなくなったりしたときには、**レーザー治療や手術**を検討します。

治療に加えて、日常生活で自分でできることも多くあります。**マインドフルネス**（P151）**で自律神経を整えたり**、スマホやパソコンなどの**デジタル機器の使い方を工夫**したりして（P178）、眼圧を上げない生活を心がけてみましょう。

なお、将来的には、視神経の再生医療や遺伝子治療、AI（人工知能）による治療など（P144）で、眼圧にかかわる治療ができるようになると考えられています。

Q8 眼圧は年齢とともに変化するのでしょうか?

A **下がる傾向**にありますが、**緑内障リスクは高まり**ます。

血圧の場合、加齢とともに上昇する傾向があるため、「眼圧も年をとるごとに上昇するのでは?」と思われるかもしれませんが、じつはその逆です。眼圧は、**加齢とともに下がる傾向**があります。海外の研究でも日本の研究でも、ほぼ同じ結果が出ていて、60~70代から眼圧は下がる傾向にあるのです。

では、高齢になるほど緑内障のリスクが減るかといえば、そうではありません。それは、ほかの**目の組織が加齢とともに弱く**なるからです。もちろん、**視神経も弱く**なるため、わずかな眼圧の上昇でもダメージを受けやすくなってしまい、**緑内障のリスクはかえって高まる**のです。

Column

白内障手術で眼圧が下がる!?

緑内障の手術は眼圧を下げるために行いますが、じつは白内障の手術でも眼圧を下げる効果があることがわかっています。

白内障手術では、濁った水晶体を人工のレンズに交換します。この人工のレンズは水晶体よりも薄いため、目の中に占める容積が減ることや、房水が通りやすくなることで眼圧が下がるとされています。

また、瞳孔や水晶体にある付着物によって発症する「落屑緑《らくせつりょく》内障《ないしょう》(P188)」は、付着物が房水の排出を妨げることが原因とされています。この落屑緑内障の場合、白内障手術を行うことで、付着物を取り除くことができるため緑内障にとってよいのではないかといわれています。

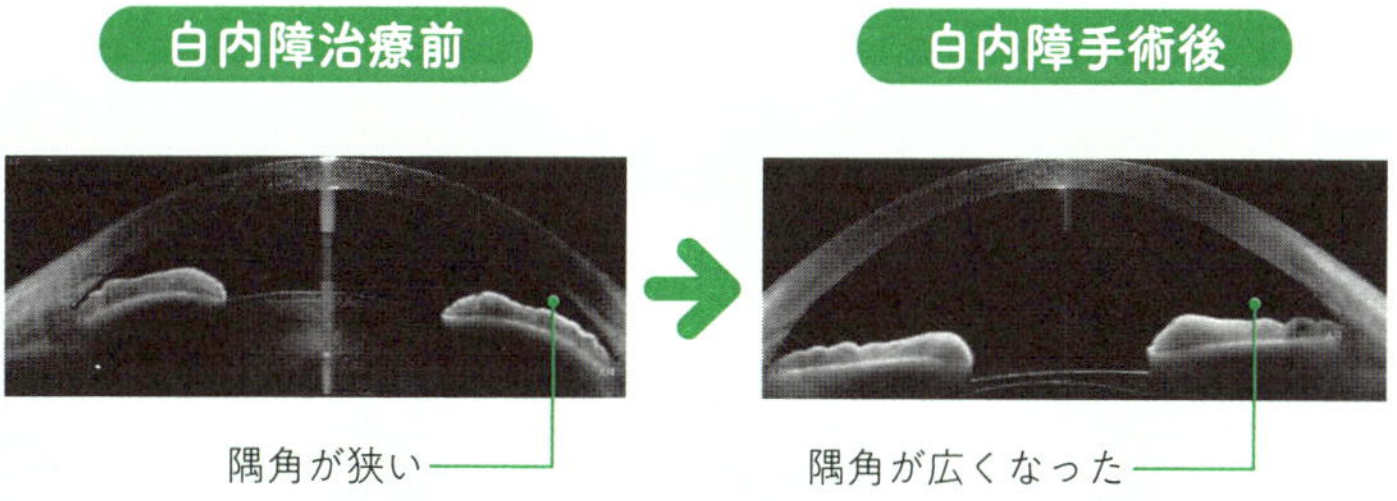
白内障治療前
白内障手術後
隅角が狭い
隅角が広くなった

画像提供／平松 類

Q9 日常生活のなかでは、どんなときに眼圧が上がるのでしょうか？

A 姿勢や飲み物の影響で上がることがあります。

日常生活において眼圧が上がりやすいのは、**睡眠中**です。横になると頭と体が水平になり、水分が頭にも流れてくるようになるため、圧力がかかって眼圧が上がるとされています。うつ伏せや目が枕にあたるなど、**目を圧迫すること**でも眼圧が上がりやすくなります。緑内障の進行で左右の目に差がある場合は、視野欠損が進んでいるほうの目を上にして眠るなど、**目によい睡眠**を心がけましょう（Ｐ１７２）。

顔を長時間下向きにしていることでも眼圧は上がりますので、スマホを見るときの姿勢には気をつけましょう。また、水を短時間で大量に摂取することでも眼圧が上がりやすくなります。**水分摂取は少量をこまめにとる**ようにしてください（Ｐ１７０）。

Q10 スマホやパソコンの影響で眼圧が上がるというのは本当ですか？

A 本当です。**目にやさしい使い方**を覚えておきましょう。

スマホやパソコンを見るときには、首を曲げて、画面を長時間見ていることが多いと思います。これらの**姿勢・行動が、血流の悪さを招き**、わずかながら眼圧が上がりやすくなります。また、スマホを**暗い場所で見ると、明るい場所で見るよりも眼圧が約2倍上昇する**といわれています。さらに、「近い場所をじっと見る」という行為は、まばたきの回数を減らしてしまいます。まばたきには、目の乾燥を防ぎ目を休める働きがあり、回数が減ると目の疲労がたまりやすくなり、眼圧が上がってしまいます。

スマホやパソコンはみなさんの生活には欠かせないものですので、目に負担をかけずに使う方法を覚えておきましょう（P178）。

Q11 花粉症で無意識に目をこすってしまいます。これは眼圧に影響しますか？

A 目に負担がかかるため眼圧が上昇します。かゆみをとる治療を。

動物（アカゲザル）による実験で、目をこすると急激に眼圧が上がることがわかりました。人間では、こすった瞬間の眼圧測定が難しいこともあり、はっきりと確認されていませんが、目をこすることは、**目に負担をかける行為であるため、眼圧が上がる**と考えられています。

とくに花粉症などのアレルギー症状で、目をこする習慣のある人は要注意です。目にかゆみがある場合は、放置せずに病院で治療を受けましょう。また、かゆみを抑えるには、**目のまわりを冷やす**のも効果的です。なお、かゆみをとるために目を洗浄するのは、眼球を保護する涙を洗い流してしまうため、おすすめできません。

Q12 ストレスは眼圧上昇の原因になりますか？

A ストレスによる血流の悪化などが、眼圧を上げてしまいます。

軽いストレスがときどき起こるのであれば問題ありませんが、重いストレスが長期間続くときは、眼圧を高める原因になります。

人間がストレスを感じると、自律神経のひとつである**交感神経が優位**になります。交感神経の働きとして血管が収縮すると、**眼球にある細い血管までも収縮**します。狭くなった血管内においては、どうしても血液が流れにくくなります。その**血流の悪さから、眼圧が上がってしまう**のです。

ストレスによる眼圧上昇を防ぐには、**マインドフルネスでリラックスできる呼吸**をしてみたり（P151）、**ストレスケア**（P154）を心がけたりしてみましょう。

眼圧クイズ

これで**眼圧**が上がる？

患者さんから、さまざまな行動について「これは眼圧が上がりますか？」と聞かれることがあります。ここでは、よく聞かれるものについて解説します。

＊眼圧上昇には個人差があります。ここでは、あくまでも一般論になるため、不安な場合や異常を感じる場合などは自己判断せず、主治医に相談を。

Q1 球技

A

球を打ったりするときに力が入りますが瞬間的なもの。基本的に**体重の10～20%の重さの球なら大丈夫**でしょう。視野が狭くなっている人は球にあたったりしないよう注意しましょう。

Q2 逆立ち

A

下を向く体勢は眼圧を上げてしまいます。逆立ちをしなくても、ヨガなどで頭を下にするポーズを長時間とることは要注意です。ポーズ例などくわしくは第7章でご紹介しています(P185)。

Q3 ツボ押し

A

大人数での研究があるわけではありませんが、私の**経験上では眼圧に影響はないようです**。試したのは、目によいとされる、目の周辺にあるツボ３つ。こめかみにある「太陽」、眉頭の「攢竹《さんちく》」、目頭の「睛明」です。

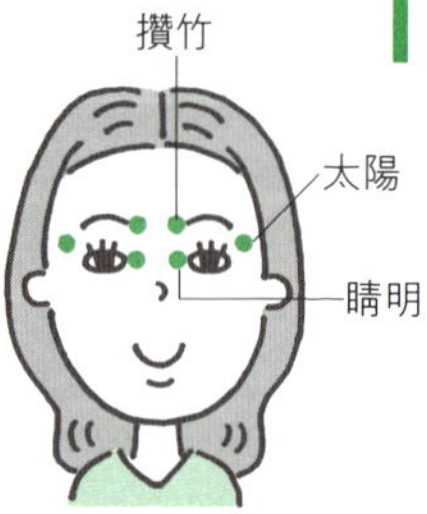

Q4 ダイビング

A

海に潜ることで水圧がかかりますが、眼圧には問題ないという報告があります。ウェットスーツの体への締め付けという点では、リスクがないわけではありませんが、**毎日ずっとでなければ、気にしなくてOK**。

Q5 水泳でのゴーグル装着

A

眼球のまわりに圧がかかれば眼圧が上がる可能性はあります。ただし、**水が入らない程度にゆるくつければ大丈夫**。有酸素運動は血流改善によい(P182)ので、無理に控える必要はないでしょう。

Q6 大きな声で歌う

A

声を張り上げて歌うことは眼圧を上げるリスクはありますが一時的。一方、歌うことで、**眼圧に悪影響を与えるストレスを解消できます**。普通にカラオケで歌うくらいは問題ありません。

Q7 ステロイド軟膏

A

アトピーなどで目のまわりの皮膚にステロイド軟膏を塗って眼圧が上がることがあります。手や足など**目から離れた部位なら問題ありません**が、軟膏を塗った手で目を触らないように注意を。

Q8

マッサージ

A

うつ伏せで受けるタイプのマッサージは、1時間程度なら気にしなくてもよいのですが、**リスクはゼロではありません**。とくに、閉塞隅角緑内障の人は控えるほうがよいでしょう。

Q9

スプーンでの目のマッサージ

A

温めたスプーンで目をマッサージするとよいという情報をネットなどで見かけますが、絶対にやらないこと。**目をこする、たたくは眼圧にも目のほかの病気にもよくありません**。

Q10

まばたき運動

A

目を閉じて開けるというまばたき運動は乾燥対策によいといわれます。ぎゅっと閉じるので目に圧がかかるのが心配に思うかもしれませんが、それで**眼圧が悪化することはありません**。

Q11

飛行機に乗る

A

気圧の眼圧への影響は、ほぼ問題ないでしょう。むしろ、長時間座りっぱなしによって血流が悪化する「エコノミー症候群」が心配です。機内では、こまめに体を動かし、水分補給を。

Q12 楽器演奏

A

弦楽器やピアノなどの打楽器は問題ありませんが、トランペットなどの**金管楽器は眼圧を上げ目に負担がかかるといわれています**。ただし微小なので、末期や進行が早い場合でなければやってもOK。

Q13 ネクタイ

A

首を締めると眼圧上昇も起こりえますが、そこまで締めると息もできなくなるでしょう。ただし、普通に締めても血流には影響しますので、気にするほどではありませんが、緑内障の人はネクタイは着用しないのがベターといえます。

Q14 水の一気飲み

A

水分補給は重要ですが、問題なのは一気に大量の水を飲むことです。**5分で1Lの水を飲んで眼圧が5～6mmHg上がるという研究**があります(P171)。コップ1杯程度の水をこまめにとるように。

Q15 目の下のくまやたるみをとる美容手術

A

基本的に問題ありませんが、手術のやり方や、**術後の出血で腫れたりすることで眼圧に影響することがあります**。目のまわりについてはさわらないほうが無難ですが、主治医に相談を。

Q13 眼圧の上がりそうなことをしたあとに、すぐに下げる方法はありますか?

A 気持ちを**落ち着かせる**ことがいちばんです。

眼圧が上がるようなことをしたときに、眼圧を下げる目薬の点眼回数を増やす方もいるのですが、これはあまり意味がありません。指定されている点眼回数は、「その回数を超えて点眼しても効果は同じ」という意味なのです。

眼圧を上げるようなことをしてしまったときには、「眼圧が上がってしまう」「どうしよう」などと落ち込んだり焦ったりすることなく、**マインドフルネス**(P151)**の呼吸法で気持ちを落ち着かせる**ようにしましょう。1~5分ほど呼吸に集中することで、ほかのことを考えずに済むため、心が平穏になり、そのおかげで眼圧も下がりやすくなります。

Q14
眼圧上昇のなかでも、危険なサインにはどのようなものがありますか？

A

眼圧上昇が続いたり、激しい頭痛などがあったりする場合は要注意。

1～2㎜Hg程度の眼圧上昇が一時的に起こったり、その上昇の原因が黒目のむくみなどの生理現象であったりするならば、心配は要りません。しかし、3～5㎜Hgの眼圧上昇を何度もくり返したり、または上昇したまま維持されたりする場合は、要注意です。また、その上昇の原因が生理現象ではない場合も、危険な眼圧上昇です。

とくに注意したいのは、突然眼圧が40～50㎜Hgほどまで上昇してしまう「**急性緑内障発作**」です。**急に目の奥が痛くなり、頭が割れそうな激痛が起こる**といった、激しい症状を伴います。視野欠損も一気に進むなど、進行も早いため、**激しい頭痛とともに視野に異常が出た場合**には、早めに医療機関を受診しましょう。

Column

緑内障は眼圧がすべてではない?

眼圧は緑内障の最大の因子ではあるのですが、眼圧だけで緑内障になるかどうかが決まったり、緑内障の進行の度合いが決まったりするわけではありません。緑内障の発症・進行には、**血流の状態や年齢、生活習慣などが複合的にかかわる**ため、眼圧だけを緑内障の指針にすることはできないのです。

また、眼圧は測定する場所や時間帯、季節、測定者、患者さんの心身の状態などによって変わり、「この程度の値なら大丈夫」といえるものではありません。大切なのは、眼圧を下げることではなく、視野が欠けないことです。そのため、その人が目指すべき眼圧は、定期的に視野をチェックしながら決めていくことになります。

さらに近年の研究で、緑内障の発症の要因として、**神経細胞から分泌される「BDNF(脳由来神経栄養因子、P161)」**が注目されています。たんぱく質の一種であるBDNFは、神経の成長や再生、強さに影響する物質です。うつ病などの精神疾患や認知症、糖尿病など、さまざまな病気の発症にかかわっているとされ、**視神経の強さにも関係**していると考えられています。

採血データによると、**正常眼圧緑内障の人はBDNFの量が少ない**ことがわかっています。これにより、視神経がダメージを受けやすかったり、ダメージを受けたあとに回復しにくかったりするために、緑内障を発症しやすくなるのではないかと考えられています。現在、BDNFにかかわる治療薬はまだ未開発ですが、**コーヒーなどのBDNFを増やす食品**(P161)をとることで、神経によい効果があるという実験結果も発表されています。

第3章

視野が欠けるってどういうこと？

視野と視力は別もの。
感覚的な見えづらさ
ではなく数値をもとに
視野欠損を把握しましょう

視野と視力は違う

視野は「目を動かさないで見える範囲」のこと

緑内障と診断された患者さんのなかには、「視力は問題ないので、大丈夫だと思うのですが」とおっしゃる方がいます。しかし、緑内障は視力ではなく、**「視野」に異常が出る病気**なのです。

視野は、目を動かさないで見える、上下左右の範囲のことをいい、目を動かさずに見る1点（固視点）を中心にして、角度で表します。目に異常がない場合、**片目ごとに、耳側約100度、鼻側約60度、上方約60度、下方約75度**と、広い視野があります。

一方で、視力は対象物を見分けられる能力のことです。視力は視野の中心部で高く、周辺部になるほど低くなります。

視野が欠けるってどういうこと？

盲点の調べ方

指先が消えたところが盲点

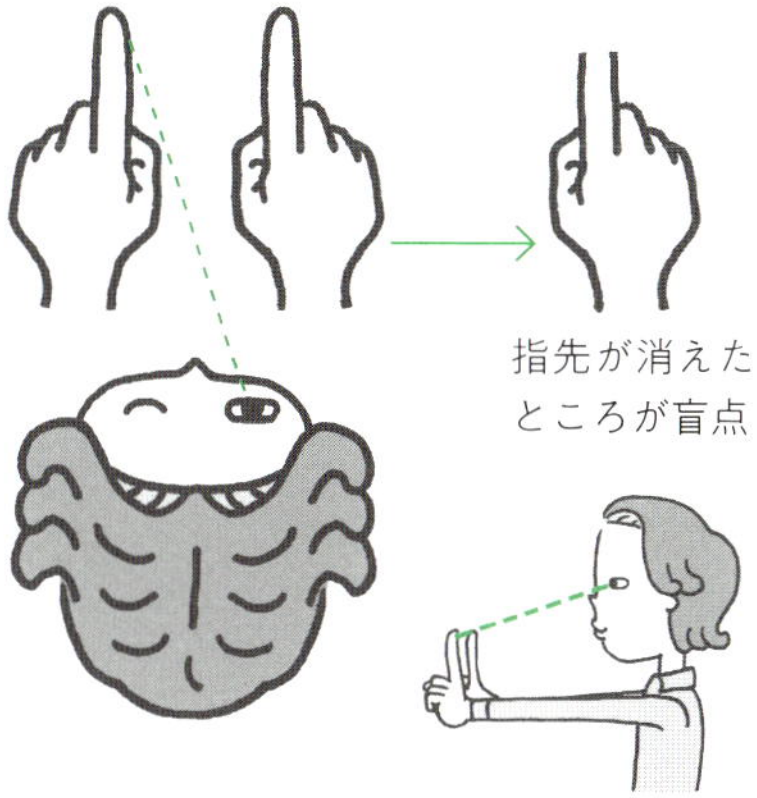

視野の範囲

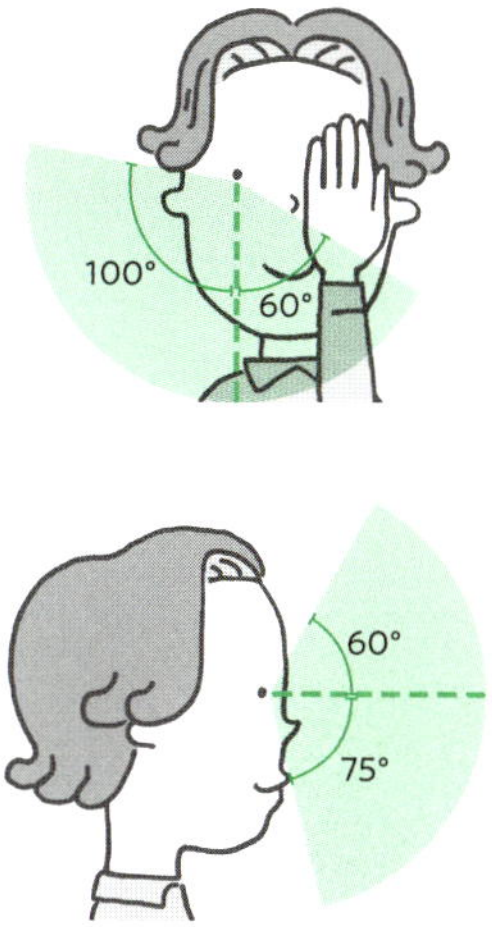

緑内障では、**視野が欠ける「視野欠損」**が起こりますが、どんな人の目にも視野の欠けている部分があります。それは**「盲点」**と呼ばれ、見ようとする1点より耳側にあります。

盲点を実感する方法をひとつ、ご紹介しましょう。まず、両腕を前に伸ばし、両手の人差し指を立てます。右目で左の人差し指の爪先を見つめます。そのまま右人差し指をゆっくり右へとスライドさせると、左人差し指から20〜30㎝ほど動いたところで、右の指先が消えるポイントがあります。これが盲点です。

緑内障の場合、視野の欠損は一部分だけですが、緑内障では**まだらに欠けていく**ことから、**視野の欠けを実感しにくい**とされています。

緑内障の視野欠損はどう進むか

欠損の自覚症状はほとんど現れない

緑内障は、視神経がダメージを受けることで、視野が徐々に欠けていく病気です。視神経は、網膜の神経節細胞から伸びた**約120万本もの神経線維が束になったもの**で、それぞれの神経節細胞および神経線維が、視野として「見える」部分をそれぞれ受けもっています。つまり、ある神経節細胞・神経線維がダメージを受けると、**担当していた部分の視野が欠ける**ようになります（P7）。

しかし、神経線維は約120万本もあるため、少々傷ついても視野が欠けたようには感じられません。さらに緑内障の初期には、私たちが日常生活で「見る」ために使っている視野の中心部分（中心視野）には欠損は生じず、そこから少し外れた**鼻側か**

ら欠損が起こり始めることが多いため、視野の異常に気づくことはほとんどありません。中期に入ると、視野の欠けが周辺から徐々に広がりますが、見えない部分の情報を脳が補ったり、片目の視覚欠損をもう一方の目が補ったりするようになるため、まだ自覚症状としては現れないのです。そして後期になると、見える範囲がわずかになったことで、視野欠損を自覚するようになります。しかも、そこに至るまでは自覚症状がないことから、「急に視野が悪くなった」と感じることが多いです。

一度欠けた視野は、元に戻ることはありません。そのため、視野欠損が広がった後期になると、日常生活にも不自由が生じるようになります。

視野欠損進行のイメージ

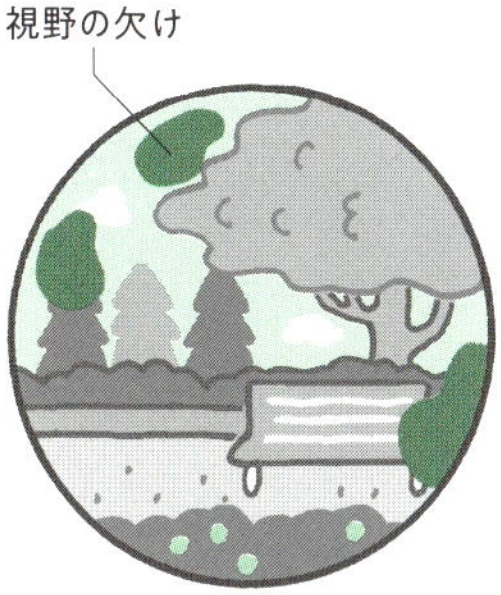

初期

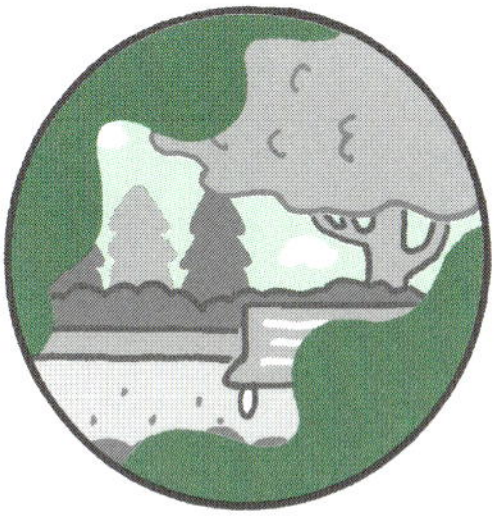
中期

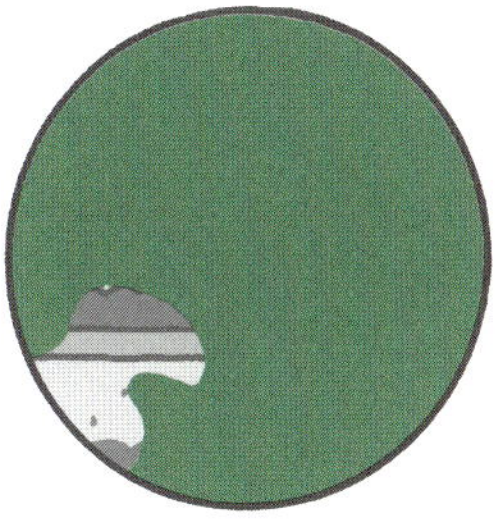
後期

30度視野と10度視野、動的視野と静的視野

私たちの「見える」にかかわる視野は「中心30度」

64〜65ページで説明したように、私たちの視野は意外と広いものです。しかし、日常生活でその視野に入るものをすべて感知しているかといえば、そうではありません。広い視野のうち、**中心から30度ほどの「中心視野」**で見ているものを、おもに認識しています。人の顔の判別や読書、車の運転など、日常の多くの活動においては、この中心30度の視野を使用しているため、この部分の視野が失われると日常生活が困難になります。

緑内障では、「周辺から視野が欠けていく」とよくいわれますが、これは広い視野全体の周辺から欠けていくわけではなく、中心30度の視野において「周辺から欠けて

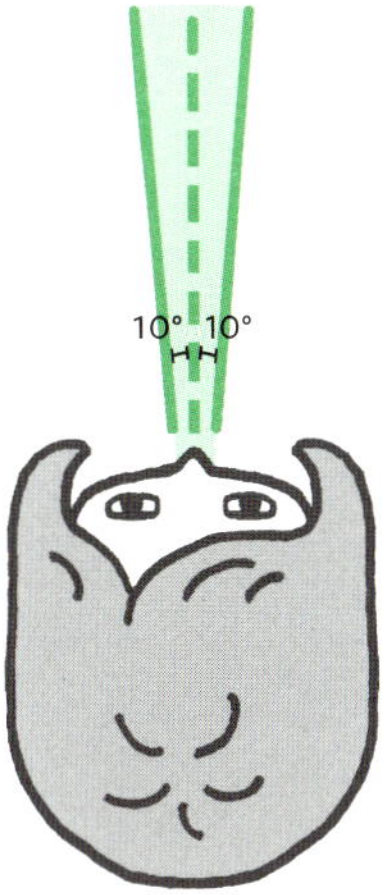

中心10度の
視野

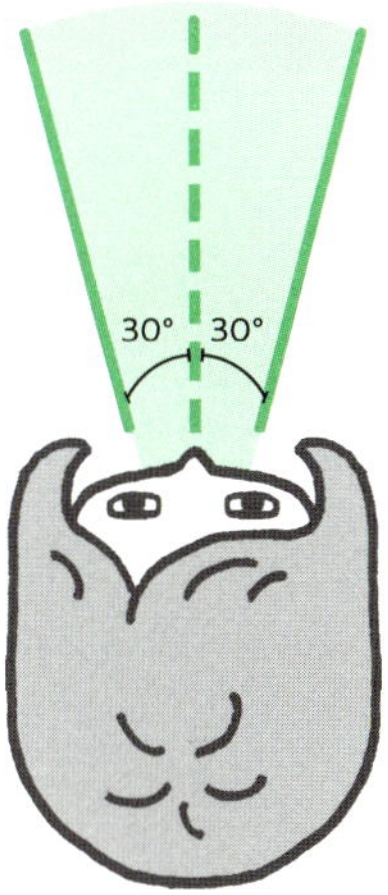

中心30度の
視野

いく」のです。そこで、**緑内障の診断の視野検査では、この中心30度（または24度）の視野**の測定を行います。また最近は、とくに見え方を左右する中心10度の視野を測ることで、より正確に視野の異常を発見できることがわかっています。

一般的な視野検査の方法には、検査員が光の強弱を変えたり動かしたりして検査を行う「動的視野検査」と、光の強弱だけで検査を行う「静的視野検査」の2種類があります。いずれの場合でも、検査機器を覗いて中心を見つめ、光が見えたらボタンを押すという方式で検査をします。緑内障の診断時には、**中心30度の視野を重点的に検査できる静的視野検査**を用います。

視野検査で見るべきはＭＤ値

緑内障の進行を予測できる「ＭＤスロープ」

視野検査の結果には、数値や図表のようなものがありますが、そのなかでも**重要なのが「ＭＤ値」**（Ｐ12）です。

ＭＤ値は、視野検査を受けた人の年齢の平均値と比べ、**どれぐらい視野が悪化しているか**を示すものです。視野に異常がない場合、ＭＤ値は0ですが、視野が狭くなるにつれて−1、−2、−3……と減少し、**−30になると中心が見えない**状態になります。ちなみに、ＭＤ値を進行段階に分けると、−6までが初期、−12までが中期、それ以降が後期とされています。ただし、この分け方以外にも細かいチェックポイントがありますので、あくまで目安としましょう。

MDスロープのイメージ

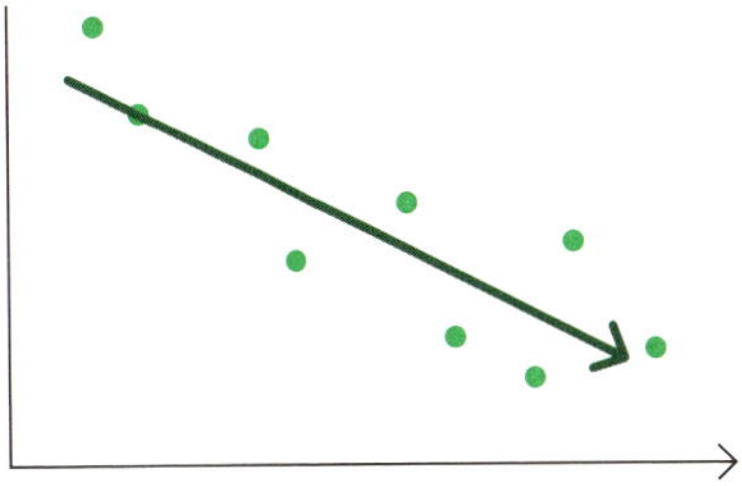

検査結果にはばらつきがあるためきれいな下降線にはならないが、徐々に下がるイメージ。

MDスロープの考え方

40歳で1年間でMD値が－0.3下がった場合、－30までは100年。寿命までは視野が維持できるが、40歳で－0.8の場合、－30になるまで37.5年となり、生きている間に見えなくなる可能性があるため、治療強化を検討するという選択も。

また、定期的にMD値を測定し、その**推移を表にした「MDスロープ」**を見ることで、今後の緑内障の進行を予測することができます。

たとえば、年間の減少幅が0〜-0.3で推移している場合であれば、MD値が-30になるのに100年以上かかると予測でき、生涯にわたって視野を維持できることがわかります。一方で、-0.8の減少幅で推移し続けるようであれば、37年半後に見えなくなるリスクが考えられるため、手術などを検討する必要も出てきます。

なお、視野検査の結果には、欠損部分が黒く表示される「グレースケール」という表がありますが、これだけでは視野の状態がわかりにくいことがありますので、参考にする程度にとどめましょう。

感覚的な視野の悪化で判断しない

症状は検査結果などの客観的評価で確認を

視野検査で判明する視野欠損の状態は、患者さんの実感とは異なる場合があります。たとえば、視野全体を100分割して考え、そのうち1マス分欠損が起きたとします。緑内障初期の人は、もともと100見えていた状態からの1マス欠損ですから、100分の1、つまり1%の欠損。しかし、後期の人はすでに100のうちの10マスしか見えていない状態からの1マス欠損になるため、10分の1、つまり10%の欠損となり、かなり**視野が悪化した感覚になる**のです。そのため、ちょっとした変化にも思い悩みやすくなります。たしかに視野欠損はつらい症状ですが、症状は検査などをもとに客観的にとらえ、必要以上に悩まず、治療に専念するようにしましょう。

視野検査を受けるときのポイントとは

「失敗してもいいや」とリラックスして

「悪くなっていたらどうしよう」「失敗するかも」と、視野検査を憂うつに感じる患者さんは多いものです。そこで視野検査のときには、「失敗してもいいや」という気持ちで、リラックスして受けてみてください。たとえ一度失敗したとしても、後日また検査を受ければいいのです。視野検査の結果は体調によっても変化しますので、**1回の検査結果で一喜一憂せず**に、「視野検査は何回かやって平均を見るものだ」という気持ちをもつようにしましょう。

なお、検査をする病院が変わると結果も変化する可能性があるため、できるだけ**同じ医療機関で定期的に検査する**ようにしましょう。

視野検査にまつわる

素朴な疑問をスッキリ解決

緑内障では視野検査はつきものですが、「うまくできているか」「自分のやり方は正しいか」といった疑問、不安にお答えします。

Q1

検査でわざと間違ってボタンを押しているのはばれる?

A

治療を強くしたいためにわざと結果を悪くしようとする方が見受けられます。だれでも正しく判断できる部分で間違いが生じていると、**患者さんがわざと間違えていることがわかります。**

Q2

見えたかどうかが微妙なときは、ボタンを押すべき?

A

「**迷ったらとりあえず押す**」というのが基本です。「前回の検査はこうだったけど、今回はこうしよう」といった加減はせず、何か見えたら押すことで、正しい結果が出やすいです。

Q3

検査中は、いつまばたきをすればいい?

A

いつもどおりにまばたきをしてください。検査員がまばたきについて「しないでください」「してください」と指示する場合の多くは、「ほどよくまばたきをしてください」という意味です。

Q4 見える光の明るさが違うのはなぜ?

A

視野欠損がなくても、視野の感度が低下していると、今後視野の状態が悪くなる可能性があります。そこで視野検査では、あえて明るさが異なる光を使い、**感度の状態を確認しています**。

Q5 検査で音だけ鳴って光らないことがありますが、これってフェイク?

A

患者さんが検査結果を**意図的に操作することを防ぐ**ために、あえて光を出すタイミングを外すことがありますが、患者さんをだまそうとするものではありません。

Q6 視野検査後、「固視不良」と言われる。

A

視野検査でまっすぐ一点を見られない「固視不良」だと、**視野全体を検査しにくくなります**が、何回か検査をすれば視野の傾向をつかめますので、問題ありません。

Q7 検査結果のコピーをもらうことはできる?

A

検査結果のコピーが欲しい場合は、**検査前に申し出ておく**ようにしましょう。医療機関によっては、コピーを出さないところもありますので、できれば事前に確認するのがベストです。

Column

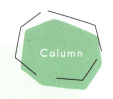

よい眼科医の選び方

緑内障は、最初の診断がとても重要で、その後の治療方針の決定や、長期間にわたる治療を大きく左右します。そのため、最初から信頼のおける眼科医にかかることをおすすめしています。しかし、何を基準に「信頼できる」といえるのか、そしてどのように医師を選べばいいかは、とても難しいところです。

そこで私は、**「まわりの人やインターネットの口コミ」「病院の対応」「医師の話し方」の３点**が、眼科医選びのポイントになると思っています。

そして、受診する眼科医は、**緑内障の専門**であることが望ましいです。最近では、多くの眼科がウェブサイトで眼科医のプロフィールを公開しています。そこには緑内障の専門か、専門なら過去にどのような緑内障の治療を行ってきたかが記載されていますので、それを判断材料にしてもいいでしょう。

なお、緑内障における受診で大切なのは、最初の診断と治療方針の決定ですので、そこまではたとえ遠方であっても、ベストな眼科医に診てもらい、治療方針決定後には、地元の通院しやすい眼科で治療を継続する形にしてもいいでしょう。ただし、明らかに視野が欠けてきているなど、緑内障の症状が進行している場合には、緑内障が専門の眼科医に診てもらうとともに治療を継続するようにしましょう。高度な治療が必要な場合にも、すぐに対応してもらうことができます。

また、受診はしたものの、眼科医に気になるところがある場合には、セカンドオピニオン（P85）として、ほかの眼科医への受診を考えてもいいでしょう。

第4章

私の緑内障、この治療でいい？

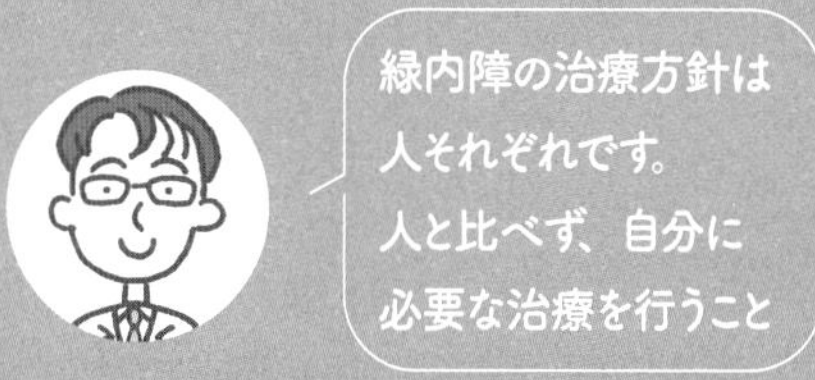
緑内障の治療方針は
人それぞれです。
人と比べず、自分に
必要な治療を行うこと

Q1 緑内障はどうやって治療するのですか？

A

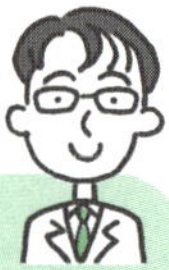

まずは患者さんの眼圧を何回か測り、設定した目標眼圧まで眼圧を下げるために、目薬で治療するのが基本です。

緑内障の治療は、目標眼圧の設定から始まります。まず患者さんの眼圧を数回にわたって計測し、**眼圧の平均値**が判明したら、それを基準にして**目標眼圧を設定**します。この目標眼圧まで眼圧を下げるための**目薬を毎日点眼**することが、緑内障治療の基本です。

処方した目薬で思うように眼圧の低下が見られない場合や、視野欠損の進行が見られる場合には、目薬の変更・追加を行います。目薬の治療でも眼圧が下がらなくなったときや、視野欠損が大きく進む場合には、**レーザー治療や手術を検討**することになります。

基本的な緑内障治療の進め方

緑内障治療は患者さん個人個人に合わせて進め方は異なりますが、ここでは、一般的な進め方について紹介します。

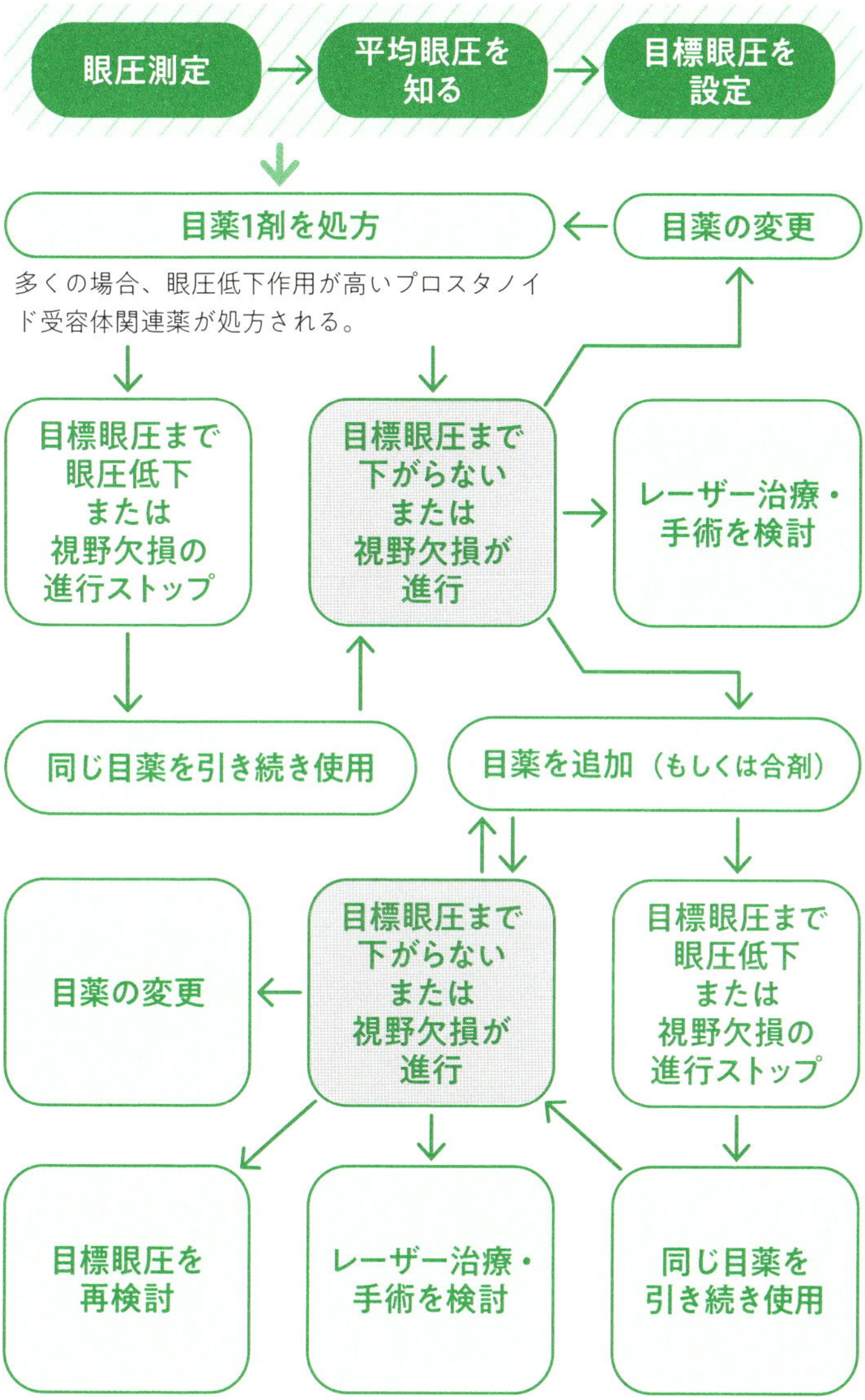

（出典）『緑内障診療ガイドライン第５版』（日本緑内障学会緑内障診療ガイドライン改訂委員会）より

Q2 緑内障の診察では、毎回どのようなことをするのですか？

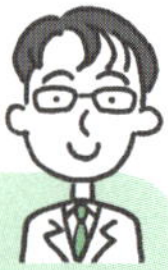

A

視野や視神経、眼圧の検査を行います。視野欠損が進んでいる人などには、眼底検査を行うこともあります。

治療開始後の診察では、**視野と視神経の確認**を毎回行います。私の場合、視野に関しては、今回は中心10度の視野、次回は中心30度の視野……というように、2種類の視野を交互に見るようにしています。

視神経は、**眼底カメラなどで視神経や視神経乳頭を目視でチェック**したうえで、記録のために写真を撮ります。視神経の検査には、視神経や網膜を輪切りにしたように撮影する「OCT検査（P11）」もあるのですが、私はOCT検査だけに頼らず、自分の目で視神経を見るようにしています。それは、OCT検査は目視ではわからないような、ごく初期の緑内障を見つけることはできますが、後期の進行した状態については、「すべてに異常がある」としか判定できなくなるからです。そのため、実際に視神経を見たほうが、「この神経がこうなっていたら、こちら側の神経が危なそうだな」「厚み自体は変わらないけれど、血管自体が細くなってきている。血流が悪くなってきているのかもしれない」などと、ある程度認識できるのです。

視神経を見るのと同時に、**黒目（虹彩）やレンズである水晶体に異常がないかを確認**します。もちろん眼圧も計測します。レーシックをしている人や、眼圧が低いのに緑内障が進行しやすい人に対しては、角膜の弾力性・反応性を見る検査を行うこともあります。さらに、房水が排出される場所である**隅角を見たり、前房（角膜と水晶体に挟まれた空間）の厚さを測ったり**する場合もあります。

また、視野欠損が起こっている人で、緑内障の症状だと思っていたら、網膜剥離である場合や、血管の詰まりによる出血が原因である場合も考えられるため、瞳孔を大きくさせる薬で散瞳《さんどう》（瞳孔を開くこと）させたうえで、**眼底の網膜や血管、視神経などを確認する「眼底検査」**を行うこともあります。

Q3 緑内障の通院間隔はどれくらいにすればいいのでしょうか？

A 状態が安定してきたら、1～6か月に1回で大丈夫です。

通院間隔は、**症状の状態や、病院ごとの治療方針によって異なります**。受診し始めたばかりで、治療方針がまだ決まっていないときには、1か月以内に何度か受診をお願いすることがあります。また、視野欠損の進行が速いときにも、症状が悪化していないか確認するためにも、1か月以内に受診してもらう場合があります。

ただし、治療方針が定まって状態が安定してくると、多くは**1～6か月に1回の受診**となります。間隔を短くしたからといって、緑内障の進行が止まるわけではなく、かえって患者さんの負担も増えるものです。無理がなく定期的に通院できる間隔を、医師と相談して決めるようにしましょう。

Q4 緑内障と診断されたのに「様子を見ましょう」と言われました。

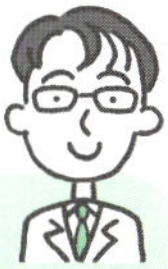

A **視野欠損が見られない場合**には、治療によるデメリットが大きいため、治療をせずに**経過観察を行う**ことがあります。

軽度の緑内障や、視神経に異常があっても視野欠損が見られない前視野緑内障などの場合には、治療をせずに経過観察だけを行うことがあります。患者さんとしては、「異常が見つかっているのに、どうして治療をしないのだろう?」と不安に感じられるかと思いますが、これには理由があります。

まず、症状がない場合、治療すべきかは人によるからです。また、治療には費用がかかりますし、目薬を毎日差さなければなりません。さらに、**過剰な治療は、副作用をはじめとした体への負担も生じさせます**。そのため、緑内障の診断においては、**治療が必要かどうかを慎重に判断する必要**があるのです。

その判断の材料となるのは、おもに2つの要素です。1つは、治療前の眼圧のばらつきです。一般的に、治療方針の決定の前には、何回か通院してもらって眼圧を測るのですが、その値にばらつきがあると、眼圧が原因で緑内障が生じているのかを判断できません。そのため、**眼圧のはっきりとした傾向がつかめるまでは、治療を保留**し、経過観察だけにとどめます。

もう1つの要素は、視野欠損が進まないことです。緑内障の治療は眼圧を下げることが主体となりますが、それは眼圧のための治療ではなく、あくまで視野欠損の進行を止めるためです。そのため、**視野欠損が生じる前に治療をすべきかは意見が分かれるところです**。

ちなみに私の場合は、治療するかどうかについては、患者さんと相談することが多いです。治療をしないことに不安が強い患者さんには、あえて予防的な治療を選択することもあります。

Q5 セカンドオピニオンを受けてもいいのでしょうか？

A 問題ありません。主治医への伝え方を工夫するのも手です。

主治医の診断・治療に不安を感じた場合に、ほかの医師の意見を聞く「セカンドオピニオン」を受けたいと思うのは、至極当然といえます。

セカンドオピニオンは、**よりよい治療を求める手段のひとつ**ですので、決して悪いことではありません。しかし、**主治医と気まずくなるのが心配なら、伝え方を工夫**してみましょう。たとえ事実でなくても、「転居する予定がある」「家族からセカンドオピニオンを受けるように言われた」などと、遠回しに伝えてみるのがおすすめです。

もし、通院中のクリニックが手術対応をしていない場合には、「手術を考えたいので」と伝えてみてもいいでしょう。

緑内障の診察にまつわる

素朴な疑問をスッキリ解決

気になっていたけど聞けない……そんな、緑内障診察の素朴な質問にお答えします。

Q1 眼圧の測定のために、毎回同じ時間の診察がいい？

A

眼圧は非常に不安定なものなので、受診時間を揃えたとしても、眼圧をすべて把握できるわけではありません。**受診しやすい時間に来院していただくのがいちばん**です。

Q2 悪化していなくても、予防として治療を強化すべき？

A

どんな治療にも副作用や合併症のおそれがあり、**強い治療においては、副作用や合併症の可能性が高まります**。そのため、患者さんの症状に合った治療を行うのがベストです。

Q3 主治医とうまくコミュニケーションをとるコツはありますか？

A

主治医の話でわからない部分があったら、そのままにせず、「もう一度教えてください」などと率直に聞き、正しく理解するようにしましょう。聞き取った内容が正しいか不安な場合には、**「まとめるとこういうことですよね？」と確認するようにします**。

Q4 診察前に目薬を差してもいい？

A

診察では、患者さんがふだん点眼していることで、どのような効果が出ているかを確認する必要がありますので、診察前の時間がいつもの点眼時間ならば、**ぜひ目薬を差してください**。

Q5 緑内障が必ず治るという病院があるが本当？

A

治るかのような表現をしているケースは要注意です。進行を止められても**現時点では治すことはできません**。手術によって目薬をしなくて済む状態になることはありますが、**治ったと思って治療をやめるのは危険**です。

Q6 診察時にメイクをして行ってもいい？

A

女性の方は気にされる方が多いのですが、ノーメイクのほうが目を見やすいというのはあります。ただし、診察は外出ですし、**メイクされていても診察に支障はありません**。

Q7 地方ではいい治療を受けられない？

A

地方でも多くの病院がよい治療を行っていますが、地方は病院数自体が少ないので、病院の選択自体が難しいこともあるかもしれません。診察に不安がある場合は、**都市部の病院でセカンドオピニオンを受けてもいいでしょう**。

Column

緑内障に関係する、ほかの目の病気

緑内障に関係する目の病気としては、**ぶどう膜炎**が挙げられます。「ぶどう膜」とは、眼球にある虹彩・毛様体・脈絡膜の総称で、ぶどう膜とそのまわりで炎症が起こるのがぶどう膜炎です。眼圧にかかわる房水の通り道であり、隅角にも影響を及ぼし眼圧を上げることになるため、**続発緑内障の原因**となります。

ぶどう膜炎の原因として多く見られるのが、**サルコイドーシスや原田病、ベーチェット病といった自己免疫疾患**（体内の免疫機能が自分の体を攻撃してしまう病気）です。ただし、原因が特定できないこともあるのが、ぶどう膜炎の特徴です。

80代以上の99.9％がかかるとされる**白内障は、緑内障との併発が多い**病気です。とくに、隅角が狭くなったり閉じてしまったりすることで、房水を排出できなくなる**「閉塞隅角緑内障」の原因**になります。同じように、緑内障と併発しやすい病気としては、網膜の中心部の**「黄斑」に障害が起こる「加齢黄斑変性」**や、**網膜の静脈が詰まる「網膜静脈閉塞症」**などがあり、この2つは緑内障を悪化させやすい病気でもあります。

また、**「網膜色素変性症」は、緑内障と症状が非常に似ている**病気です。網膜に異常が起こる遺伝性の病気で、厚生労働省により難病指定されています。通常、両眼で発症し、末期まで視野に異常を感じることは少ないのが特徴で、緑内障と誤診されることもあります。しかし、原因となる部位が両者では異なっており、緑内障では視神経乳頭から伸びる視神経であるのに対し、網膜色素変性症は網膜にある視細胞です。

第5章

眼圧は目薬で下げる！

緑内障治療の
基本は目薬です。
効果と副作用を見極め、
進めていきます

緑内障治療は目薬が基本

目薬は眼圧を下げる治療の要《かなめ》

緑内障の治療の基本となるのは、**目薬を毎日点眼すること**です。緑内障治療で用いる目薬は、直接的に視野を改善するものではありませんが、眼圧を下げる効果により、視神経のダメージを食い止め、視野欠損を進行させないようにします。毎日点眼するのは大変なことかもしれませんが、大切な視野を守るためにも、確実に点眼できる習慣を身につけるようにしましょう。

また、目薬の効果で眼圧が下がり、視野欠損の進行が止まったとしても、目薬による治療は続きます。緑内障は高血圧や糖尿病と同様に、薬でよい状態を保つことが必要な病気ですので、**予防的な意味でも点眼し続ける**ことが大切です。

目薬の種類と働き

「房水排出促進」と「房水産生抑制」の2タイプ

緑内障治療で用いる目薬は、おもに**房水を排出しやすくするもの（房水排出促進）**と、**房水の産生を抑制するもの（房水産生抑制）**の2つに分けられます。最近では、2種類の薬剤を混ぜた「**配合点眼薬（合剤）**」も販売されています。

※以下目薬製品名の★はジェネリック（後発医薬品）あり。☆はジェネリックのみ。

房水排出促進

房水の排出経路（流出路）には、線維柱帯からシュレム管に入る「**線維柱帯流出路**」と、虹彩根部や毛様体筋を通って強膜から排出される「**ぶどう膜強膜流出路**」の2つがあります。房水排出促進の目薬には、これらの**流出路からの房水排出を促す効果**があります。

①プロスタノイド受容体関連薬

FP受容体作動薬

点眼回数 1日1回

特　徴 ぶどう膜強膜流出路からの房水の排出を促進する目薬です。もっとも眼圧下降効果があり、**1日1回の点眼で済む**ことから、日本および世界の**緑内障治療での第1選択**とされています。

副作用 目のまわりが黒ずむ、まつ毛が伸びる、充血、まぶたが落ちくぼむ　など

▼キサラタン★

日本ではもっとも早く（1999年）承認されたプロスタノイド受容体関連薬で、多くの使用データが集まっており、安全・安心な薬剤といえます。ジェネリックも

多く販売されています。

▼**トラバタンズ★**

防腐剤として使われることの多いベンザルコニウム塩化物を含まないため、アレルギー反応を起こしにくく、ゴロゴロしにくいのが特徴です。

▼**タプロス**

点眼ボトルが押しやすく、力がない人でも使いやすいのが特徴です。1回使い切りタイプのものもあります。

▼**ルミガン★**

プロスタノイド受容体関連薬のなかでも、効果がもっとも高い目薬です。まつ毛貧毛症の治療にも使われます。

EP2受容体作動薬

▼エイベリス

点眼回数 1日1回

特徴 2018年に承認された新しい薬です。線維柱帯流出路とぶどう膜強膜流出路の、両方からの房水排出を促進します。

副作用 充血、角膜が厚くなる、黄斑部のむくみ、目の傷 など

②α《アルファ》1《ワン》遮断薬

▼デタントール

点眼回数 1日2回

特徴 ぶどう膜強膜流出路からの房水の排出を促進します。効果は低いものの、副作用も少ないのが特徴です。あくまで補助的に使う目薬です。

副作用 結膜アレルギー・結膜炎、充血、目の傷、血圧低下 など

③ROCK《ロック》阻害薬

▼グラナテック

点眼回数 1日2回

特徴 線維柱帯流出路からの房水流出を促進します。血流を改善する作用があるため、目が赤くなる副作用も生じやすくなります。ほかの目薬と異なり、房水の自然な流れを促進します。

副作用 まぶたの炎症、充血、結膜アレルギー・結膜炎、目の傷　など

④イオンチャネル開口薬

▼レスキュラ★

点眼回数 1日2回

特徴 線維柱帯流出路からの房水の排出を促進します。副作用は比較的少なめながら、目に小さな傷がつきやすいなどがあります。

副作用 結膜アレルギー・結膜炎、充血、まつ毛が伸びる、目の傷　など

⑤副交感神経作動薬

▼サンピロ

点眼回数 1日3〜5回

特徴 緑内障発作に対して処方する目薬で、継続的には使わないことが多いです。瞳孔が縮小するため、使用後は見えにくさが生じます。

副作用 瞳孔の収縮、気管支収縮、結膜アレルギー・結膜炎、目の傷　など

房水産生抑制

①炭酸脱水酵素阻害薬

▼トルソプト

▼エイゾプト

点眼回数 1日2〜3回

特徴 眼圧を下げる効果は中程度ですが、副作用が少ないのが特徴です。点眼回

数が多く、しみることが多いなど、使用感はあまりよくありません。単独で使うことは少なく、ほかの目薬と併用するか、合剤に入った形で使うことが多いです。

副作用 まぶたの炎症、結膜アレルギー・結膜炎、充血、目の傷　など

② β《ベータ》遮断薬

▼**チモプトール★**

▼**リズモン**

▼**ミケラン★**

▼**ベタキソロール☆**

点眼回数 1日1～2回

特　徴 古くから使われている緑内障治療の目薬です。1日2回タイプのものと、1日1回タイプの持続性のあるものがあります。わずかながら心臓や肺に作用する副作用があるため、喘息や心疾患といった持病がある人は医師に伝えましょう。

副作用 まぶたの炎症、充血、目の傷、徐脈、血圧低下、気管支収縮　など

房水排出促進と房水産生抑制

①α《アルファ》2《ツー》作動薬

▼アイファガン★

点眼回数 1日2回

特　徴 毛様体に存在するα2受容体を刺激することで房水の産生を抑制し、さらにぶどう膜強膜流出路からの房水の排出を促進します。使用すると、眼圧が変わらなくても、視神経に影響が出にくくなるというデータがあります。

副作用 結膜アレルギー・結膜炎、血圧低下、まぶたの炎症、飲酒時の眠気　など

②α《アルファ》1《ワン》β《ベータ》遮断薬

▼ハイパジール

▼ニプラノール★

▼レボブノロール塩酸塩☆

点眼回数 1日1〜2回

特徴 α1遮断薬（房水排出促進）と、β遮断薬（房水産生抑制）の両方の作用があります。

副作用 まぶたの炎症、充血、目の傷、気管支収縮、徐脈、血圧低下　など

合剤（房水排出促進と房水産生抑制）

①プロスタノイド受容体関連薬＋β遮断薬

プロスタノイド系を1日1回、β遮断薬を1日2回点眼している場合に、それを**まとめて1日1回の点眼にできる合剤**です。点眼回数を減らせて便利な反面、β遮断薬の点眼2回分を混ぜて1回にしているので、効果が少々落ちるというデメリットもあります。

▼**ザラカム（キサラタンとチモプトール）★**
▼**ミケルナ（キサラタンとミケランＬＡ）**

▼デュオトラバ（トラバタンズとチモプトール）★

▼タプコム（タプロスとチモプトール）

点眼回数 1日1回

副作用 それぞれの2種類の薬剤の副作用に準ずる。

②α2作動薬＋β遮断薬

▼アイベータ（アイファガンとチモプトール）

点眼回数 1日2回

副作用 それぞれの2種類の薬剤の副作用に準ずる。

③炭酸脱水酵素阻害薬＋α2作動薬

▼アイラミド（アイファガンとエイゾプト）

点眼回数 1日2回

副作用 それぞれの2種類の薬剤の副作用に準ずる。

④ROCK阻害薬＋α2作動薬

▼グラアルファ（グラナテックとアイファガン）

点眼回数 1日2回

副作用 それぞれの2種類の薬剤の副作用に準ずる。

合剤（房水産生抑制×2）

炭酸脱水酵素阻害薬＋β遮断薬

▼コソプト★（トルソプトとチモプトール）

▼アゾルガ（エイゾプトとチモプトール）

点眼回数 1日2回

副作用 それぞれの2種類の薬剤の副作用に準ずる。

緑内障目薬一覧

働き	分類		製品名	点眼回数	目の副作用	全身の副作用
房水排出促進	プロスタノイド受容体関連薬	FP受容体作動薬	キサラタン★ トラバタンズ★ タプロス ルミガン★	1日1回	目のまわりの黒ずみ／まつ毛が伸びる／充血／まぶたの落ちくぼみ／結膜アレルギー・結膜炎／目の傷／黄斑部のむくみ	
		EP2受容体作動薬	エイベリス		充血／角膜が厚くなる／黄斑部のむくみ／目の傷	
	α1遮断薬		デタントール	1日2回	結膜アレルギー・結膜炎／充血／目の傷／異物感／頭痛	血圧低下
	ROCK阻害薬		グラナテック	1日2回	まぶたの炎症／充血／結膜アレルギー・結膜炎／目の傷	
	イオンチャネル開口薬		レスキュラ★	1日2回	結膜アレルギー・結膜炎／充血／目の傷／まつ毛が伸びる／目のまわりの黒ずみ	
	副交感神経作動薬		サンピロ	1日3～5回	瞳孔の収縮／結膜アレルギー・結膜炎／目の傷	気管支収縮
房水産生抑制	炭酸脱水酵素阻害薬		トルソプト エイゾプト	1日2～3回	まぶたの炎症／結膜アレルギー・結膜炎／充血／目の傷／一時的な目のかすみ／異物感／しみる	

※★はジェネリック（後発医薬品）あり。☆はジェネリックのみ。

	β遮断薬	チモプトール★ リズモン ミケラン★ ベタキソロール☆	1日1～2回	まぶたの炎症／結膜アレルギー・結膜炎／充血／目の傷	気管支収縮／徐脈／血圧低下／血液中の脂質上昇
房水排出促進と産生抑制	α2作動薬	アイファガン★	1日2回	結膜アレルギー・結膜炎／まぶたの炎症／充血／目の傷	血圧の低下／飲酒時の眠気
	α1β遮断薬	ハイパジール ニプラノール★ レボブノロール 塩酸塩☆	1日1～2回		気管支収縮／徐脈／血圧低下／血液中の脂質上昇
合剤（房水排出促進と産生抑制）	プロスタノイド受容体関連薬＋β遮断薬	ザラカム★ ミケルナ デュオトラバ★ タプコム	1日1回	それぞれの薬剤の副作用に準ずる	それぞれの薬剤の副作用に準ずる
	α2作動薬＋β遮断薬	アイベータ	1日2回		
	炭酸脱水酵素阻害薬＋α2作動薬	アイラミド			
	ROCK阻害薬＋α2作動薬	グラアルファ			
合剤（房水産生抑制×2）	炭酸脱水酵素阻害薬＋β遮断薬	コソプト★ アゾルガ	1日2回	それぞれの薬剤の副作用に準ずる	それぞれの薬剤の副作用に準ずる

＊『緑内障診療ガイドライン（第5版）』（日本緑内障学会緑内障診療ガイドライン改訂委員会）を参考に作成

正しく点眼しないと効果はない⁉

正しい使い方で効果が上がる

点眼の際には、まずは**手を洗い**、目薬のふたを取ります。衛生的に、ふたはテーブルなどに伏せて置かないようにします。人差し指で下まぶたを引き下げながら、**目を開けて目薬を1滴入れます**。容器の先がまつ毛や眼球にあたってしまうと、雑菌が増える原因にもなるため、注意しましょう。

点眼量は基本的に1滴です。点眼量を増やしても効果が上がるわけではなく、かえって副作用が出やすくなります。

目薬を差したあとに、**目を閉じて1分程度目頭を押さえる**ことで、目薬を目にとどめることができます。なお、点眼のあとに目をパチパチさせてしまうと、涙が分泌さ

＊正しい目薬の差し方はP14参照。

目薬でもプラセボ効果はある！

4週間後の平均日内眼圧（平均減少）

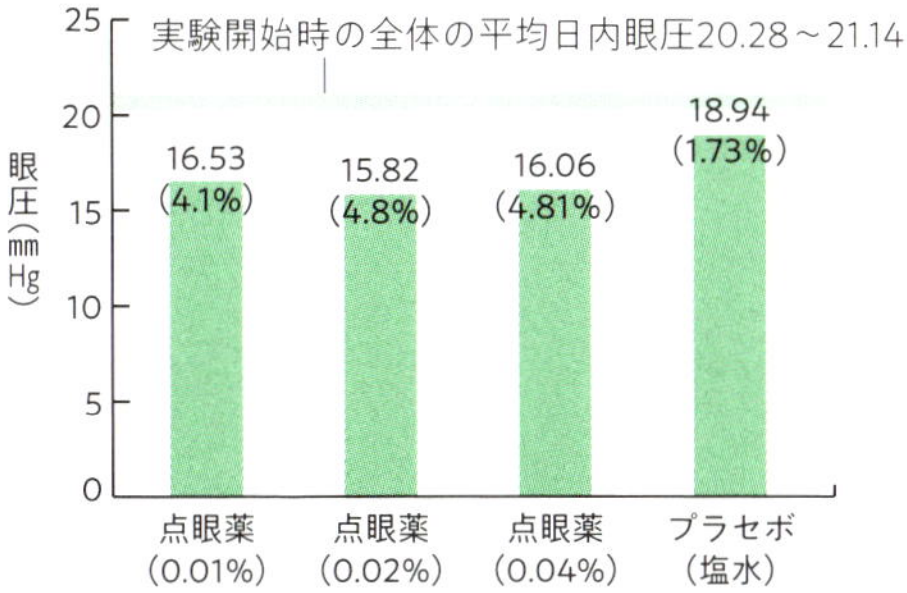

いずれも実験開始時（ベースライン）の平均値よりも眼圧は低下。濃度0.01%の点眼薬で4.1㎜Hg、プラセボで1.73㎜Hgの眼圧低下が見られた。

薬効のないものでも、薬と思って飲むと効果が得られることをプラセボ効果といいますが、目薬でもこの効果が報告されています。207人を4グループに分け、濃度の違う点眼薬3種と塩水を4週間点眼した実験では、点眼薬には劣るものの、塩水を点眼した群でも、眼圧低下が見られました。

（出典）Araie M,et al. Phase 2 Randomized Clinical Study of Netarsudil Ophthalmic Solution in Japanese Patients with Primary Open-Angle Glaucoma or Ocular Hypertension. Adv Ther.2021;38:1757-1775 より作成

れやすくなり、成分が薄くなってしまいます。

また、あふれた目薬をティッシュペーパーで拭ってしまうと、目にとどまった目薬まで吸い取ってしまいますので、アルコールが含まれていない洗浄綿などでそっと拭うようにします。

また、緑内障に限らず、「**薬はちゃんと効いている**」というイメージをもって治療を受けると、治療効果が高いことがわかっています。実際、本物の目薬と偽物の目薬（塩水）をランダムに処方した研究では、眼圧が本物で4・1㎜Hg、偽物でも1・73㎜Hg下がったという研究結果もあるほどです（上図参照）。目薬の効果を十分に発揮させるためにも、**「この目薬は効果がある」と信頼して**使用するようにしてください。

差し忘れを防ぐ方法と手段

「忘れにくい」時間に点眼を

目薬の差し忘れを防ぐには、**点眼するタイミングをあらかじめ決めておく**ことが大切です。

この決め方には、決まった時間に差すようにする「**時間法**」と、食事などの毎日必ずする行動のタイミングに差すようにする「**行動法**」の2種類があります。点眼が1日1回の場合は、この2つのうち、やりやすいほうで取り組んでみましょう。内服薬とは異なり、目薬は「食後でなくてはダメ」「朝がいちばん効く」といった制限やルールはありませんので、もっとも忘れにくい時間に差すようにします。

1日2回の点眼である場合、点眼のタイミングを忘れることが少ないのであれば、

「時間法」がおすすめです。**1回ごとの間隔は10〜14時間ほど**で、朝晩に点眼してみてください。点眼を忘れてしまうことが多いならば、毎日12時間ほどの間隔で取り組んでいる行動に合わせる「行動法」がおすすめです。食事や歯みがき、起床・就寝などのタイミングで2回点眼するようにすれば、点眼忘れを防ぐことができます。朝昼晩など、1日に3回点眼する必要がある場合には、3食の前後に点眼するようにしましょう。

もし点眼を忘れていたら、気づいたときに目薬を差してください。1日1回の目薬であれば24時間間隔、2回であれば12時間間隔で点眼するのが望ましいのですが、目薬での治療でもっとも大切なのは、「**1日の決められた回数の点眼を行うこと**」です。目薬が効いていない時間が長くならないようにするためにも、気づいたときに点眼をしましょう。

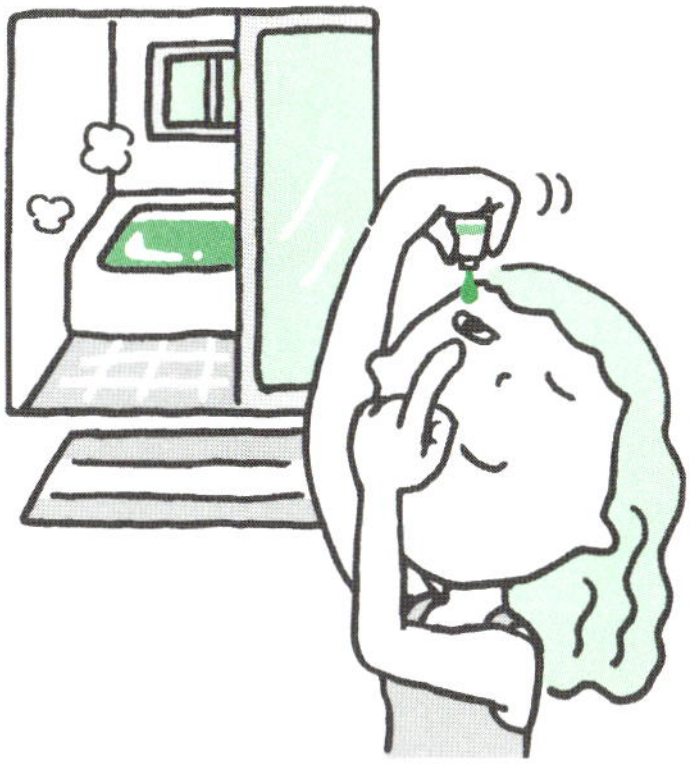

歯みがきや入浴などのタイミングで点眼すると忘れにくい。

目薬の差し方にまつわる

素朴な疑問をスッキリ解決

目薬の保管方法や、差す時間、順番など、みなさんの疑問にお答えします。外出や旅行など、生活のリズムが崩れる場合の対処法なども紹介しています。

Q1 緑内障の目薬を何種類か点眼する場合、順番はある？

A

２種類以上の目薬を処方されている場合、まずは一般的な液体（さらさらタイプ）の目薬から差し、次に懸濁性（けんだくせい、粉っぽいタイプ）の目薬、最後に浸透するのに時間がかかるゲル化剤（ドロドロタイプ）の目薬という順番に差しましょう。**ドロドロしたものを先に差してしまうと、長く目にとどまってしまうため、あとからさらさらしたものを差しても浸透せずに流れてしまう**ことがあるためです。

Q2 朝夜で異なる目薬を差す場合、どのくらい時間をあける？

A

同じ目薬を1日に何回か点眼する場合は、点眼間隔を考える必要がありますが、**朝と夜で異なる目薬であれば、点眼間隔は気にしなくて大丈夫**です。

Q3 目薬を差す時間が朝昼夜と言われたけど何時に差せばいい？

A

飲み薬だと３食の食前食後に服用することが多いですが、**目薬は食事と関係ありません。差しやすい時間に差して大丈夫**。ただし、毎日同じ時間に差すことが重要です。

Q4 白内障の目薬も差す場合、どういう順番で差せばいい？

A

目薬を点眼しても、あとからの目薬で洗い流されてしまう可能性があるため、**高い効果を期待する目薬を最後に点眼**します。この場合、緑内障の目薬がもっとも大切なので、最後に差しましょう。

Q5 点眼の前に、目薬は振ったほうがいい？

A

粉っぽいタイプの懸濁性の目薬である場合、使う前に振る必要があります。目薬が懸濁性かどうかわからない場合は、どんな目薬でも振って害はないので、振ってかまいません。

Q6 目薬をうまく差す方法は？

A

うまく点眼できない場合には、「げんこつ法（P14）」がおすすめです。目薬を持つ手が安定し、狙いが定めやすく、点眼を1回で成功させることができます。また、目薬を差しやすくする器具も市販されているので、活用してみましょう。たとえば、目薬のボトルを差し込んで固定できる「らくらく点眼（右図）」などがあります。

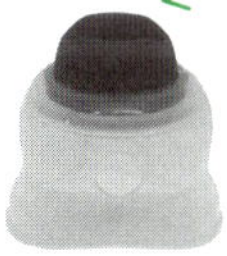

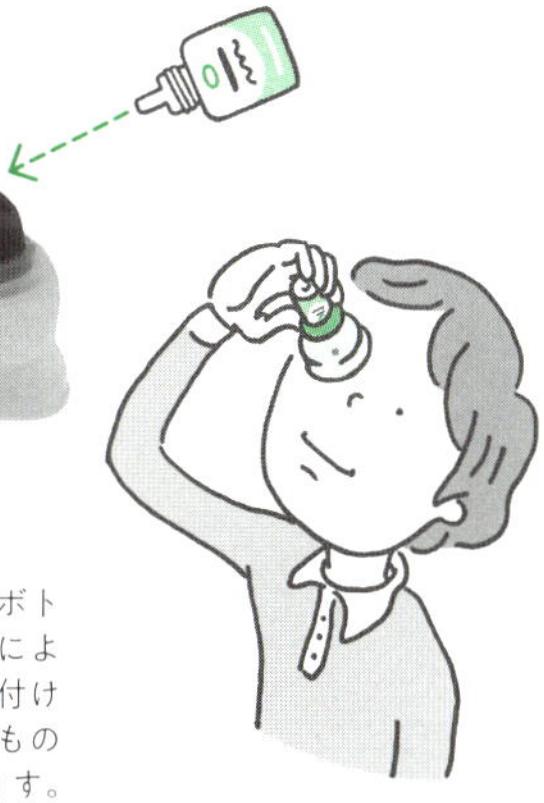

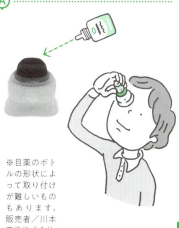

※目薬のボトルの形状によって取り付けが難しいものもあります。
販売者／川本産業株式会社

Q7

1日1回の目薬を2回点眼したら効果は高まる？

A

目薬は必要量・回数以上に点眼したからといって、効果が高まることはありません。かえって副作用のリスクが高まりますので、**用法・用量を守る**ようにしましょう。

Q8

洗顔前後に点眼をしてもいい？

A

洗顔前に差せば、あふれた目薬を洗い流せ、**副作用である目のまわりの黒ずみを予防**できます。ただし、点眼後5分以上あけて洗顔すること。洗顔後に差せば、**目のまわりが清潔な状態**で差せます。

Q9

外出先で点眼する場合、メイクをしたままでもいい？

A

メイクしたままでも問題ありません。ただし、メイク崩れを避けようと、点眼してすぐに目薬をティッシュペーパーで拭き取ってしまうと、必要な薬剤をも吸収してしまうため、注意が必要。

Q10

時差のある旅行では、日本時間に合わせて点眼すべき？

A

点眼が**1日1回であれば、前の点眼から24時間、2回であれば12時間**間隔をあけるようにして点眼すればOKです。点眼時間が睡眠中になる場合には、就寝前に差しましょう。

Q11 目薬は冷蔵庫で保管するほうがいい?

A

目薬は**冷暗所で室温保存が基本**ですが、冷蔵保存でも基本大丈夫です。冷たいほうがスッキリして気持ちいいとおっしゃる方もおられます。ただし、冷凍は成分に影響するのでNGです。

Q12 遮光袋入りの目薬は、袋に入れて保存するべき?

A

遮光袋に入れて保存と書いてあっても、**数日間入れ忘れたからといって薬の成分に影響が出ることはほとんどありません**。ただし、長期間直射日光にあてることは避けましょう。

Q13 目薬はどれぐらいで使い切る?

A

1か月で使い切るようにしましょう。多くの目薬には、1か月で使い切れる程度の量が入っていますので、1か月使って少し余るぐらいが、正しい使い方といえます。

Q14 目薬の保存可能期間はどのくらい?

A

開封前の保存可能期間はボトルに書いてあります。**開封後であれば基本的に1か月**です。たとえ開封前の保存可能期間が1年間であっても、開封したら1か月で使い切ってください。

目薬で副作用が起こるわけと対処法

長期間の使用で副作用が出やすくなる

緑内障の目薬は、副作用が出やすいものです。薬剤そのものの副作用はもちろん、長期にわたって点眼を続けることで、**目薬に含まれる防腐剤**が目にダメージを与えてしまうことがあります。

副作用でとくに注意が必要なのが、心臓や肺に作用する**β遮断薬タイプの目薬**です。喘息や心臓の病気を抱える人は、処方の際に医師と相談するようにしましょう。

プロスタノイド系の目薬には、まつ毛が伸びやすくなり、目のまわりが黒ずんだり、まぶたが落ちくぼんだりといった副作用が現れることがあります。これには、プロスタノイド系の作用がかかわっています。

まず、プロスタノイド系の目薬には、**毛根の毛周期**（毛の生え変わりのサイクル）を延長させる作用があります。これにより、まつ毛が伸びやすくなります。また、メラニン色素が沈着しやすくなるため、太陽光を浴びると日焼けのように目のまわりが黒くなります。さらにプロスタノイド系には、脂肪を減少させる効果があるため、まぶたの脂肪が落ち、くぼんだように見えてしまうのです。これらのプロスタノイド系の副作用を防ぐには、使用後に目からあふれた目薬を、**アルコールが含まれていない洗浄綿などで押さえるようにしてふき取る**ことが大切です。

また、目薬がしみる場合は、ドライアイであることが多いです。目の充血も、よくある副作用のひとつで、目薬の効果で血行がよくなることや、目薬に含まれている防腐剤の影響も考えられます。かゆみが起こる場合は、副作用なのか、アレルギー反応なのかを見分ける必要があります。

緑内障の目薬による おもな副作用

プロスタノイド系の目薬

まつ毛が伸びる、目のまわりが黒ずむ、まぶたが落ちくぼむ

β遮断薬タイプの目薬

気管支喘息、血圧低下、徐脈などの全身症状

アイファガンを含む目薬

お酒を飲むと目薬の作用が弱まり、眠くなりやすい

多くの目薬で共通

充血、かゆみ

目薬が追加・変更になるタイミング

目標眼圧設定の有無で基準が異なる

緑内障の治療は、日本緑内障学会による『緑内障診療ガイドライン』に沿って行われます。ガイドラインには治療の大枠は示されているものの、目薬の変更・追加については記載されていません。それは、目薬の変更・追加は、それぞれの**患者さんの状態に合わせて行う**必要があるためです。

まず、目薬の処方の際には、「**目標眼圧を設定する**」場合と、「**目標眼圧を設定しない**」場合があり、このどちらを選択するかによって、目薬の変更・追加の基準やタイミングが異なります。

緑内障の初期〜中期で、視野欠損があまり進行していない場合には、目標眼圧を設定し、そこまで眼圧を下げるために目薬を処方することが多いです。処方した目薬でも眼圧が思うように下がらない場合は、異なる目薬を処方したり、ほかの目薬を追加したりします。

一方で、視野欠損の進んだ後期の患者さんには、目標眼圧の設定は行わず、患者さんの視野欠損の状態を見ながら処方を行います。つまり、眼圧を下げるためではなく、患者さんの視野欠損を止めることに重点を置いて処方するのです。そのため、処方した目薬で視野欠損が止まらなければ、目薬を変更・追加するようにします。

どちらの処方の仕方においても、一気にいくつもの目薬を処方することはなく、**1剤ずつ処方**をしていきます。これは、どんなに効き目があるとされる目薬でも、効かない場合があるためです。いくつもの目薬を出してしまうと、たとえ効果が現れたとしても、どの目薬による効果かがわからなくなってしまうため、1剤ずつ効き目を確認してから処方するようにします。

なお、目薬を追加したとしても、**3〜4本までが上限**で、それでも目薬の効き目が見られない場合には、レーザー治療や手術などを検討することになります。

目薬以外のお薬

目薬の補助として処方

緑内障の治療の基本は目薬の点眼ですが、補助的に**内服薬（飲み薬）**が処方される場合があります。

代表的な内服薬は、「**ダイアモックス**」です。水分を排出させる作用のある薬で、眼圧低下効果は中程度とされ、1日1〜4錠（1錠250㎎）内服します。眼球の水分（房水）も排出させるため、眼圧が下がります。

また、ビタミンB_{12}製剤である「**メチコバール**」は、神経を強くする目的で処方されます。副作用がほとんどないことから、前視野緑内障の人などが予防的に服用することがあります。

ジェネリックは使っていい？

主成分以外の成分が異なる

ジェネリック（後発医薬品）は、**新薬（先発医薬品）**と主成分が同じですので、効果も同等であることがほとんどです。さらに、ジェネリックは新薬よりも薬価が低いため、経済的なメリットから使用していただいても問題ありません。

ただし、ジェネリックは**主成分以外の成分（溶剤や防腐剤など）**は新薬とは違うため、使用感が異なることがあります。また、効果の出やすさも新薬と異なり、眼圧が下がりにくいものもあれば、反対に下がりやすいものもあります。

このような違いがあるため、処方箋で新薬が指定されながらも、薬局でジェネリックに変更した場合には、医師にも報告しましょう。

Column

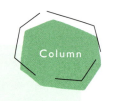

緑内障とレーシック

レーシックは、レーザーを黒目（角膜）にあてて形を調整する治療法で、近視や乱視、遠視を改善する、**視力回復手術**のひとつです。簡単にいうと、レーザーで角膜を削る手術であるため、角膜が少し薄くなります。

緑内障の検査のひとつである眼圧測定は、角膜に向かってチップや空気などで圧力をかけ、その圧力でへこむ状態で眼圧を計測します。レーシック手術を受けた角膜は、受けていない人よりも薄いため、へこみやすいので**眼圧が低く測定**されやすくなります。しかし、これはあくまでレーシックによる影響で低くなっているだけで、正しい眼圧とはいえません。

このように、本来の眼圧の状態がわかりにくくなることから、医師も眼圧が高まっていることに気づけず、患者さん自身も眼圧が低いと安心してしまうため、知らないうちに眼圧が高まり、緑内障が進行していた……ということにもなりかねません。

また、本来近視の人がレーシック手術を受け、眼圧を正しく計測できなくなることで、近視によって眼球が前後に伸びていたり、ねじれてしまったりといった異常にも気づきにくくなり、緑内障の発見が遅れやすくなります。生涯にわたって視野を守るためにも、レーシック手術を受け、視力が回復したあとも、**定期的に眼科で検診**を受けるようにしましょう。

なお、レーシックをした人が緑内障になった場合、目薬での治療やレーザー治療には一切制限がありません。手術では少々リスクが高まるとされていますが、ほぼ制限はないといっていいでしょう。

第6章

レーザー治療と手術を知ろう

目薬で効果が
見られない場合は
レーザー治療や
手術を検討します

レーザー治療を検討するのはどんなとき？

目薬による治療が困難な場合の「選択肢」

緑内障は可能な限り目薬で治療を行います。しかし、定期的に目薬を差すことが困難な場合や、目薬で効果が得られない場合、または目薬による副作用が強い場合などには、「**レーザー治療**」の実施を検討します。

レーザー治療は、房水の排出を妨げている部分に**レーザー光線を照射**し、排出を促すことで眼圧を下げる治療です。

手術では眼球にメスを入れることになるため、術後の回復にも時間がかかり、リスクも多く存在します。そのため、**目薬での治療に限界を感じながらも、手術をすることのリスクを避けたい**場合には、レーザー治療をおすすめすることがあります。

開放隅角緑内障のレーザー治療

「SLT」が第一選択

開放隅角緑内障と閉塞隅角緑内障では、行えるレーザー治療が異なり、開放隅角緑内障に対するレーザー治療には、いくつか選択肢があります。

ALT・SLT

開放隅角緑内障のレーザー治療のうち、「ALT（アルゴンレーザー線維柱帯形成術）」と「SLT（選択的レーザー線維柱帯形成術）」（P15）は、房水の排出におけるフィルターにあたる線維柱帯にレーザーを照射し、目詰まりを治して眼圧を下げる「線維柱帯形成術」にあたります。

SLTの特徴

- 複数回治療可能。
（ALTは多くても2回しかできない）
- 治療を受けた人の5～7割で効果が出る。
（眼圧が下がる）
- 効果の持続期間は2～3年。
- 手術後に炎症が起こったり、一時的に眼圧が上がったりする。
- ぶどう膜炎や糖尿病の併発による続発緑内障の治療として行うと、炎症や出血のリスクが高い。

ALTは、**アルゴンレーザー**というレーザー光線を線維柱帯に照射し、組織を凝固・委縮させることで、線維柱帯の目詰まりを治します。ただし、凝固・委縮した組織が癒着を起こす可能性があります。一方でSLTは、**ヤグレーザー**というレーザー光線により、線維柱帯で目詰まりの原因となっているもの（色素細胞）だけを選択的に除去し、房水の排出を促します。ALTとは異なり組織の癒着が起こりにくいことから、現在は**SLTが第一選択**になっています。

なおSLTは、治療を受けた人の5～7割に効果があり、2～3年は効果が持続します。治療時間は約5～10分と身体的な負担も少なく、目薬による治療を行う前の人や、目薬の効果があまり見られない人に有効です。ただし、炎症を起こしたり、眼圧が上がったりするケースがわずかながら存在します。

MLT

「MLT（マイクロパルスレーザー線維柱帯形成術）」は、ALTやSLTと同じように、線維柱帯にレーザーを照射することで、目詰まりを治して眼圧を下げる「線維柱帯形成術」のひとつです。

MLTで用いる**マイクロパルスレーザー**というレーザー光線は、SLTのヤグレーザーよりも弱く、効果もSLTよりやや劣ります。

実際はSLTやMLTがなぜ効くのか？ ということに関しては、詳しくはわかっていないというのが正直なところです。そのため、SLTで効かなくてもMLTでは効くという可能性があります。

そしてどちらのレーザーもくり返し行うことができます。

毛様体光凝固術

ここまで紹介したレーザー治療は、いずれも線維柱帯にレーザー光線を照射することで、房水の排出を促し、眼圧の低下を目指すものですが、異なる作用により、眼圧低下をもたらすレーザー治療もあります。それが「**毛様体光凝固術（マイクロパルス経強膜毛様体光凝固術）**」です。この治療は、房水を生み出す部位である**毛様体にレーザー光線をあて、細胞を破壊**することで、房水が産出される働きを抑えます。つまり、房水そのものが生み出されるのを減らす治療です。治療効果は非常に高く、眼圧を5㎜Hg程度下げるとされています。

しかし、毛様体の細胞を破壊することで、強い痛みが生じる可能性があります。また、毛様体には筋肉があり、それを伸縮させることで目のレンズ（水晶体）の厚みを変化させてピント調節をしています。そのため、毛様体の細胞を破壊することで、ピント調節機能が低下したり、失明に近い状態に至る可能性のある「**眼球癆**《がんきゅうろう》」という眼疾患を発症したりすることもあります。

毛様体はレンズ（水晶体）を支えている。ここにレーザーをあてるのが毛様体光凝固術。

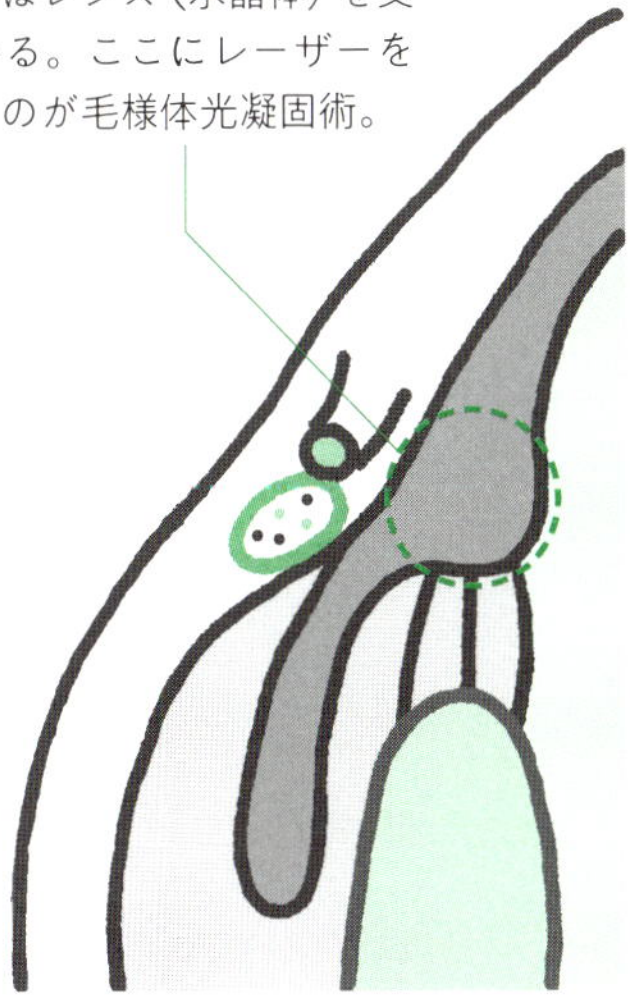

本来、房水は角膜などに栄養を届け、老廃物を除去するという役割があり、眼球には必要不可欠なものです。たとえ眼圧が下がるといっても、その房水を毛様体光凝固術によって取り払うことが、眼球に100％よいこととはいえません。実際、角膜に栄養が届きにくくなり、角膜内皮細胞が弱くなったり、眼球内の酸素が少なくなったりもします。さらに、手術の効果が出すぎた場合には、眼圧が極端に弱くなり、眼球がしぼむ可能性もあります。

このようなことから、毛様体光凝固術は**「ハイリスク・ハイリターンな治療」**であるといえます。そのため、ほかの治療が効かなくなった場合に、「最後の手段」として実施する治療であるととらえてください。

また、最近はこの毛様体光凝固術をパルス状に弱いエネルギーで行うことで、安全性を高める方法がでてきています。

閉塞隅角緑内障のレーザー治療

虹彩に穴をあける「LI」が第一選択

閉塞隅角緑内障のレーザー治療の、第一選択として行われるのは、「**LI（レーザー虹彩切開術）**」（P15）です。虹彩にレーザーをあてて小さな穴をあけ、新たな房水の通り道をつくり、そこから房水がスムーズに流れるようにします。治療時間は10〜20分ほどで、痛みもチクチクする程度で済みます。急性緑内障発作の治療としても行われるものです。

閉塞隅角緑内障では、早めにレーザー治療をすすめられることがあります。目安としては、**前房の深さが2㎜以下**になったときがそのタイミングかと思いますので、前房の深さを測定できる医療機関でセカンドオピニオンを受けてもいいでしょう。

レーザー治療にまつわる

素朴な疑問をスッキリ解決

レーザー治療ができる条件、レーザー治療のその後などについて、よくある疑問にお答えします。

Q1 レーザー治療は、高齢者でもできる？

A

できます。レーザー治療は手術よりもマイルドな治療ですので、身体的な負担も少ないことから、「生きている間は視野を確保したい」と受けられる方は多いです。

Q2 レーザー治療で穴をあけてもふさがるのでは？

A

あけた穴は傷のひとつであるため、体が治そうとして**ふさがることがあります**。穴がふさがらないようにする薬もありますが、ほかの傷もふさがらなくなるため、限定的に使用します。

Q3 SLTを何度も受けると、黒目が白くなる？

A

基本的に白くなることはありませんので、あまり心配しないで治療を受けていただければと思います。

Q4 妊娠中にSLTをしても大丈夫？

A

問題ありません。妊娠中に目薬を使えないためにSLTを行う人もいるほどです。基本的には**胎児に影響が出る可能性は低く**、また母乳に対しての影響も少ないと考えられます。

手術のタイミングと術式

進行度合いに合わせて術式を選ぶ

緑内障の治療を続けていると、どこかで手術を考えなければいけないタイミングがあります。また、「手術は、目薬やレーザー治療の効果がなくなってからするもの」と思っている人もいるかもしれませんが、決してそうとは言い切れません。たとえば、白内障などのほかの眼疾患の手術をするときには、目薬で治療可能な緑内障であっても、手術を同時に行うことがあります。

緑内障の手術には、さまざまな術式があります。初期に近いほど、体に負担のかかる度合い（侵襲性）が低い手術を行います。反対に、後期に入って視野欠損などの症状が強い場合には、リスクは高くても効果が高い手術が選択されます。

▼トラベクロトミー（線維柱帯切開術・P16）

侵襲性 中～高

房水の排水口ともいえる線維柱帯を切開することで、房水の流れを改善する手術です。局部麻酔のもとで行い、手術時間は30分ほどです。

▼トラベクレクトミー（線維柱帯切除術・P16、134）

侵襲性 高

強膜と虹彩に小さな穴をあけ、房水の排水路をつくる手術です。また、あけた穴に、房水を排出させるためのチューブを差し込む「エクスプレス」や「マイクロシャント」という手術もあります。

▼チューブシャント手術（インプラント手術・P16、136）

侵襲性 高

ほかの手術による治療効果が見られない場合など、治療が難しいケースに行われる手術です。極小のチューブとその先端についたプレート（穴のあいたタンク）を眼球の中に入れます。プレートには「バルベルト」と「アーメド」の2種類があります。

▼MIGS（低侵襲緑内障手術・P137）

侵襲性 低〜中

トラベクロトミーの考えをもとにした、比較的簡単でリスクの低い手術法です。白内障手術とともに行える手術もあるなど、いくつか種類があります。

緑内障があまり進んでいない場合には、チタン製のチューブ（マイクロステント）を埋め込む「アイステント（i stent®／アイステント インジェクトW《ダブリュー》〈i stent inject® W〉）」を行います。緑内障が中程度に進行している場合には、小さいフックのついた専用の手術器具を使い、線維柱帯を切る「マイクロフック」や、角膜を切開して線維柱帯を焼き切る「トラベクトーム」を行うことが多いです。また、「360度スーチャートラベクロトミー眼内法」（侵襲性は中〜高）では、マイクロフックで用いる器具（フック）の代わりにナイロン糸を用いることで、線維柱帯を全周切開します。

緑内障手術一覧

分類	術式	手術法	特徴	副作用
線維柱帯切開術	トラベクロトミー	線維柱帯を切開し、房水が流れるようにする。	・手術時間は30分程度。基本的に日帰り手術。 ・治療効果はやや弱め。 ・3年間効果が持続するのが約7割。	感染症／出血／視力低下／白内障　など
線維柱帯切除術	トラベクレクトミー	強膜と虹彩に穴をあけ、新しい房水の通り道をつくる。	・手術時間は約20～60分。入院が必要なこともある。 ・手術のなかでは、治療効果がもっとも高い。 ・3年間効果が持続するのが約7割。	異物感／感染症／出血／視力低下／乱視　など
	エクスプレス／マイクロシャント	眼球内に極小のチューブを入れ、房水の通り道をつくる。	・手術時間は約20～60分。 ・治療効果は高いが、トラベクレクトミーにはやや劣る。	
チューブシャント手術	チューブシャント手術（バルベルト・アーメド）	極小チューブとプレート（穴のあいたタンク）を眼球内に入れ、房水を排出させる。	・手術時間は約30～60分。 ・治療効果は高いが、トラベクレクトミーにはやや劣る。 ・バルベルトのほうが効果は高い。	異物感／感染症／出血／視力低下　など
MIGS（低侵襲緑内障手術）	アイステント（i Stent®・i Stent inject® W）	シュレム管にチタン製のチューブを埋め込む。	・手術時間は10分程度。 ・治療効果はやや弱い。 ・5年以上効果が持続するのが約7割。	副作用のリスクが少なめ。
	マイクロフック／カフーク	専用の手術器具で線維柱帯を切り、房水の流れを改善。		感染症／出血／視力低下　など
	360度スーチャートラベクロトミー眼内法	ナイロン糸を使い、線維柱帯を360度にわたって切開する。	・手術時間は約30分。 ・MIGSのなかでは、眼圧低下の効果はもっとも高いが、トラベクレクトミーには劣る。	
	トラベクトーム	角膜を2㎜ほど切り、そこから専用器具を入れて線維柱帯を焼き切ることで、房水の排出を促す。	・手術時間は10分程度。 ・治療効果はやや弱い。 ・5年以上効果が持続するのが約7割。	副作用のリスクが少なめ。

緑内障手術は「ハッピー」ではない

「今の視野」を維持するための治療

一般的な病気の手術であれば、悪化した部分を切除することで症状を改善でき、回復へと導くことができます。しかし、緑内障の手術は、直接的に緑内障から回復させたり、視野を改善したりするものではありません。緑内障の手術は、眼球内の房水の流れを改善し、**眼圧を下げることを目的**としています。そのため、手術をしたからといって、「はっきりと見えるようになった」と感じるものではないのです。実際、手術後に「視野がよくなった」と実感する人は、あまり多くありません。

また、緑内障の手術では、眼球内の組織を切開・切除し、房水の通り道をつくることが多いのですが、これは「体に傷をつけている」ことにほかなりません。体は傷に対して修復を行おうとするため、約3割の人は自然と通り道が閉じてしまいます。そのため、何度か手術が必要なこともありますし、回数を重ねるごとに、体に負担のかかる手術へと移行しなければならないことがあります。

さらに、手術後には目がゴロゴロするなど、**不調が生じることが多い**です。また、すでに中心視野に欠損がある人であれば、手術がきっかけでさらに視野が欠ける可能性もあります。実際、手術前には1・0だった視力が、術後には0・1になった例もあります。

つまり緑内障手術は、「手術をしたらすっきりよくなった」という効果をもたらすものではありません。そして、決して積極的にするものではなく、「**放置すると失明する可能性がある場合に、致し方なく行う**」というものであり、リスクをともなうものであることを十分に理解しておきましょう。

ただし、可能な限り視野を維持しておけば、今後新しい治療法が出てきた場合、改善・回復できる可能性があります。そのためにも、手術などの治療を検討していきましょう。

トラベクレクトミーの注意点

「見えにくさ」が生じることも

トラベクレクトミーは、緑内障の手術のなかでは、もっとも眼圧を下げる効果が高いものといえます。しかし、手術が成功し、眼圧が下がったにもかかわらず、見えづらくなることも少なくありません。その原因といえるのは、**トラベクレクトミーの手術方法**です。房水が逃げる通り道を白目につくる手術であるため、目の表面に影響が出たり、涙の質が悪くなったりしやすいのです。また、ゴロゴロする感触や充血も生じ、乱視になって見えにくくなることもあります。

深刻なケースとしては、細菌やウイルスなどの感染により、眼痛、充血、視力低下が起こる「**眼内炎**」があります。手術後すぐに発症することもあれば、10年ほどたってから生じることもあります。眼内炎は緊急手術が必要になりますので、症状が出たら放置せずに医療機関を受診しましょう。また、眼圧が下がりすぎて眼球がしぼみ、歪んで見えるようになる「**低眼圧黄斑症**」を発症したり、**白内障**になったりすることもあります。

患者さんの緑内障の進行度合いによっても、リスクが異なります。たとえば、視野欠損がそんなに進んでいなくても、進行が早いことから手術をした場合には、見えづらくなることはあまりありません。しかし、中心視野が欠けてきており、すでに見えづらくなっている人の場合には、切ったり縫ったりといった手術に視野が影響を受け、見えにくさが生じることがあります。さらに、その見えにくさが視野の真ん中である場合、**視力が下がることも**あります。

なお、トラベクレクトミーの手術後には、**ステロイド含有の目薬を使う**ことがあります。これは、手術後に炎症が起こると、手術でつけた穴がふさがりやすくなり、さらに傷が治るように穴がふさがろうとするのも問題となるため、ステロイドの効果で「あけた穴の傷をほどよく治す」という意味で用います。

チューブシャント手術のタイプ

使用するプレートが2タイプある

ほかの手術では改善が見られない場合には、「**最後の手段**」ともいえる**チューブシャント手術**が行われます。とても小さなチューブと、その先端についたプレート（穴のあいたタンク）を眼球の中に入れる手術で、プレートには「**バルベルト**」と「**アーメド**」の2種類があります。バルベルトのほうがプレートのサイズが大きいことから、眼球運動障害を生じる可能性がありますが、眼圧低下効果はアーメドよりも高いです。一方、アーメドには自動の調整バルブがついていることから、眼圧が下がりすぎるのを防ぐことができます。なお、手術時間は約30～60分で、バルベルトについては、**67%の人が3年にわたって効果が持続**したという報告もあります。

MIGSの種類とメリット・デメリット

最新の治療法がいくつもある

MIGSにはいくつかの種類があり、緑内障の初期から後期まで、幅広い患者さんのタイプに対応しています。

アイステント（i Stent®／アイステント インジェクトW〈i Stent inject® W〉）

ステントとは、血液などの液体の通り道を、広く確保するための金属製またはプラスチック製の管のことです。緑内障の「アイステント（i Stent®）」の手術では、房水を排出するシュレム管に、**非常に小さいチタン製のチューブ（マイクロステント）を**

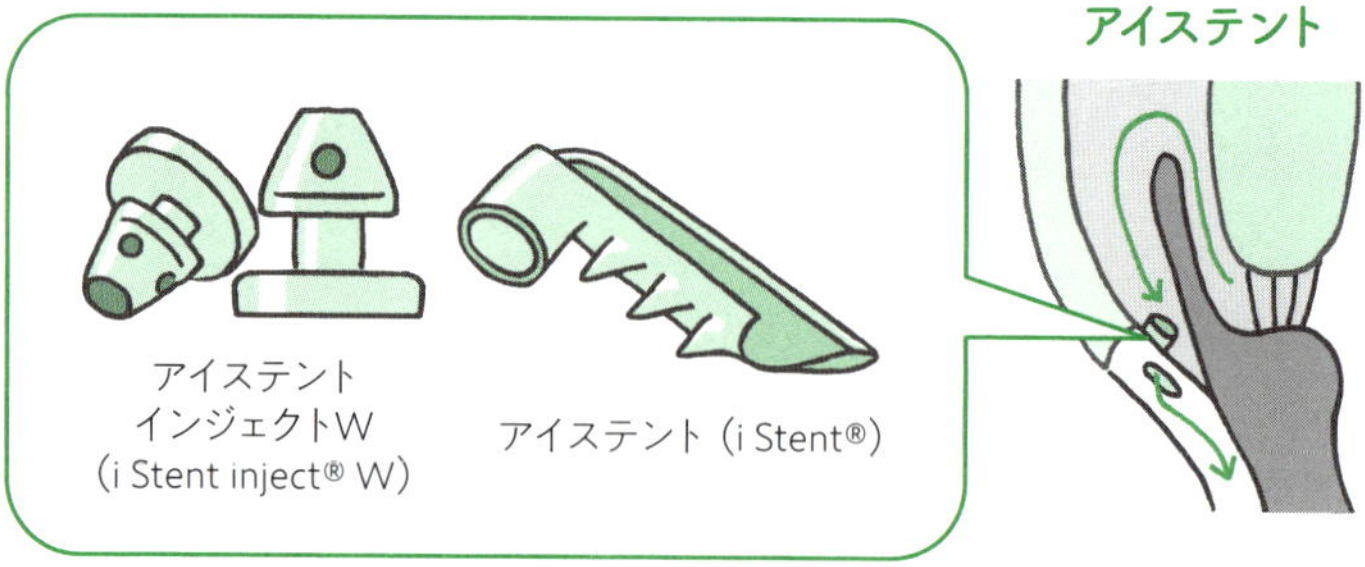

埋め込むことで、房水の排出を促します。この手術は、**白内障手術といっしょに行うことで保険適用**となります。

また、「アイステント　インジェクトW（i Stent inject® W）」では、ステントを2つ埋め込みます。

マイクロフック

トラベクロトミーに分類されるＭＩＧＳです。小さいフックのついた専用の手術器具を使い、線維柱帯を切ることで房水の流れを改善します。簡単にいうと、房水の流れる排水管のふたを取るような手術です。手術はすぐに終わりますが、出血することがあります。

そのため、一時的に見にくさを感じたり、眼圧が上がったりすることもあります。

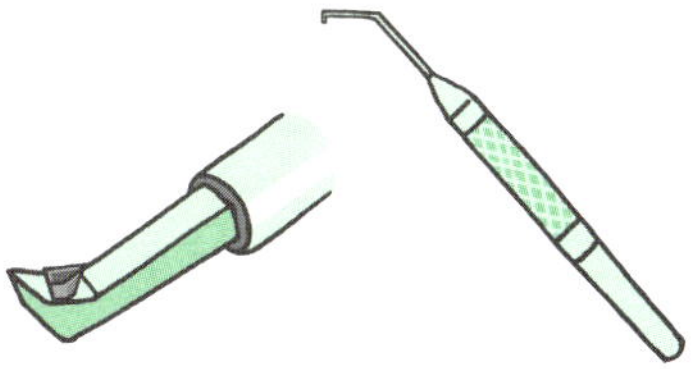

カフーク

使う道具が違うだけで、マイクロフックと同じ術式です。2枚の刃がついた「カフークデュアルブレード」で、線維柱帯を帯状に切ります。マイクロフックよりも切り口が大きいことから、切った部分が癒着しにくいのがメリットですが、一方で出血が多くなります。

360度スーチャートラベクロトミー眼内法

トラベクロトミーに属するMIGSで、房水の排出口である線維柱帯を切開する手術です。一般的なトラベクロトミーでは、環状の線維柱帯の一部しか切ることができませんが、360度スーチャートラベクロトミーでは、ナイロン糸によって線維柱帯を360度にわたって切開できます。

MIGSのなかでは、眼圧低下の効果はもっとも高いものの、出血はほかの手術よりも多めになるのがデメリットです。

トラベクトーム

トラベクロトミーのひとつです。角膜を2㎜ほど切り、そこから電気メスに似た専用器具を入れて線維柱帯を焼き切ることで、房水の排出を促します。房水の排水口ともいえる線維柱帯を切るため、イメージとしては排水口のフィルターを交換するような手術であるため、そのフィルターの先が詰まっているせいで房水の流れが悪くなっている場合には、この手術では房水の排出改善はできません。どこが原因で房水の排出がうまくいっていないかは事前にはわからないことから、5年以上効果が得られた人は全体の7割といわれています。

手術時間は10分ほどで、痛みは少ないです。白内障手術と同時に行うこともできます。手術による出血があるため、手術後は一時的に見えにくさが生じますが、やがて解消します。

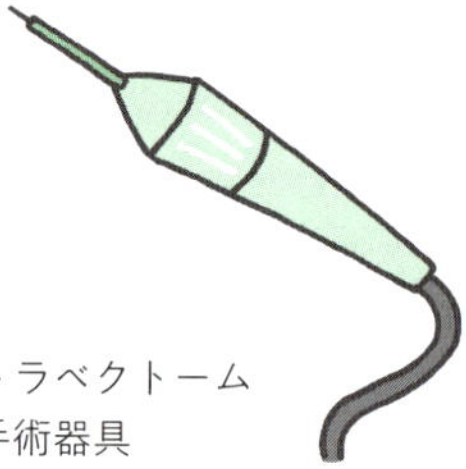

トラベクトーム
手術器具

緑内障手術にまつわる

素朴な疑問をスッキリ解決

手術を考えるときに失敗しないか、 また、 術後の経過や生活など不安に思うことは多いでしょう。 そんな手術にまつわる疑問にお答えします。

Q1 正常眼圧緑内障はどんな手術になる?

A

一般的な緑内障の手術と同じです。 ほかの緑内障とは異なり、 手術によって眼圧が大きく下がるわけではありませんが、点眼しなければいけない目薬の数を減らすことができます。

Q2 手術が失敗するのが怖い……。

A

どんな手術でも失敗する確率はゼロではありません。そのため、「この手術で効果がなかったら、次はこの手術で」と、**手術後の次の手段をあらかじめ考えておく**ことが大切です。

Q3 緑内障の手術は痛い?

A

MIGSではあまり痛みがありませんが、**チューブシャントのバルベルトおよびアーメドでは、痛みが出ることもあります。**痛いときは麻酔を追加することになります。

Q4 閉塞隅角緑内障はレーザー治療や手術以外で治せない?

A

閉塞隅角緑内障は、発作予防的には**目薬だけでは難しい**といえます。閉塞隅角の状態が解除された後には、目薬を使うこともあります。

Q7

花粉症だと、春は手術を避けたほうがいい？

A

あまり気にしなくても大丈夫です。ただし、花粉症の症状があまりにもひどかったり、体調が悪くなる時期がわかったりしているならば、**症状のひどい時期を避けたほうが無難**です。

Q8

緑内障手術をいくつか受ける場合、順番はある？

A

一般的には弱い手術をしてから強い手術となります。**まずはMIGSを行い、効果が出なければトラベクレクトミーとなり**、順番が逆になることもあります。ほかの手術は、これらの手術で効果が出ないときに検討します。

Q9

手術中に見える光を目で追ってもいい？

A

手術中にはぼんやり光が見えたりしますが、**目で追わず、まっすぐ見ていてください**。医師から視線を向けることについての指示があったら、そちらを見るようにしましょう。

Q10

手術後すぐに目を使っても大丈夫？

A

特に制限はありません。**常識の範囲内で読書をしたりテレビを見たりすることはできます**。使いすぎに注意して、無理のないふだんの生活を送ってください。

Q11 緑内障の手術をすると、まぶたが下がる？

Ⓐ

トラベクレクトミーのあとに**眼瞼《がんけん》下垂《かすい》が生じることがあります**が、緑内障の手術に限らず、ほかの眼疾患の手術でも起こることがあります。気になる場合は主治医に相談しましょう。

Q12 追加手術が必要になるのはどんな場合？

Ⓐ

手術でつくった房水の通り道などが**ふさがってしまった**ときです。ふさがる場合は術後5年以内であることが多く、実際3～5割の人が5年以内に追加で手術をしています。

Q13 緑内障の手術後に、仕事は問題なくできる？

Ⓐ

手術後は見えにくさが出ますが、それでも働ける部署や業務はたくさんあります。ただし、手術が必要な状態の人で運転の仕事などは、**安全のため仕事の変更も検討**したほうがいいと思います。

Q14 緑内障手術のあと、コンタクトレンズは使える？

Ⓐ

あまり**おすすめできません**。とくにトラベクレクトミーでは、白目に「ブレブ」という房水の通り道となるものをつくるため、コンタクトレンズがあたってしまいます。なお、手術後はレーシックもNGです。

Column

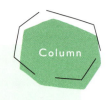

未来の緑内障治療

緑内障は、現時点では完治するのが難しい病気ですが、治療法は日々進化を遂げています。

たとえば、**iPS細胞（人工多能性幹細胞）**による**再生医療**によって、緑内障の治療が行われるようになると考えられています。iPS細胞は、体の細胞を取り出し、特定の臓器や組織になるように遺伝子を人工的に組み込んだ細胞のことで、人間の体のどの部位にもなれる能力をもつものです。

iPS細胞による治療は、さまざまな病気に対して研究が行われており、眼疾患についても加齢黄斑変性症・網膜色素変性症などの治療や、視神経細胞の再生、角膜移植などに対する研究が進んでいます。現在では、拒絶反応が少ない**角膜上皮シート（黒目の細胞）**がつくり出され、治療に使用できるようになっており、将来的には緑内障治療への応用が期待されています。

また、再生治療において、成功率が低いとされている視神経については、移植した視神経を正常に働かせる**遺伝子治療**の研究が行われています。さらに、視神経細胞に遺伝子治療を行い、視神経に障害が出にくいようにする研究も進行中です。

さらに、**AI（人工知能）技術**の発展により、患者さんに合う目薬を瞬時に選べるようになり、日常生活と緑内障の関係をも見つけ出し、緑内障の発症・進行を防げるようになるとも考えられています。

このように、現在は完治しなくても、**将来は完治する可能性が十分にある**のが緑内障です。未来の治療法に希望をもって、治療を続けていきましょう。

第7章

自分でできる！
ケア術を知ろう

緑内障の進行を
止めるために
実践すべき
5箇条を紹介します

早期発見

視野のセルフチェック

アムスラーチャート

緑内障や加齢黄斑変性などの目の病気のセルフチェックとしてよく使われるチェック法です。下の図を目から30㎝離し、片目を手で覆うなどして、もう片方の目で中央の黒い●を見つめてください。そのときの格子の見え方をチェックします。

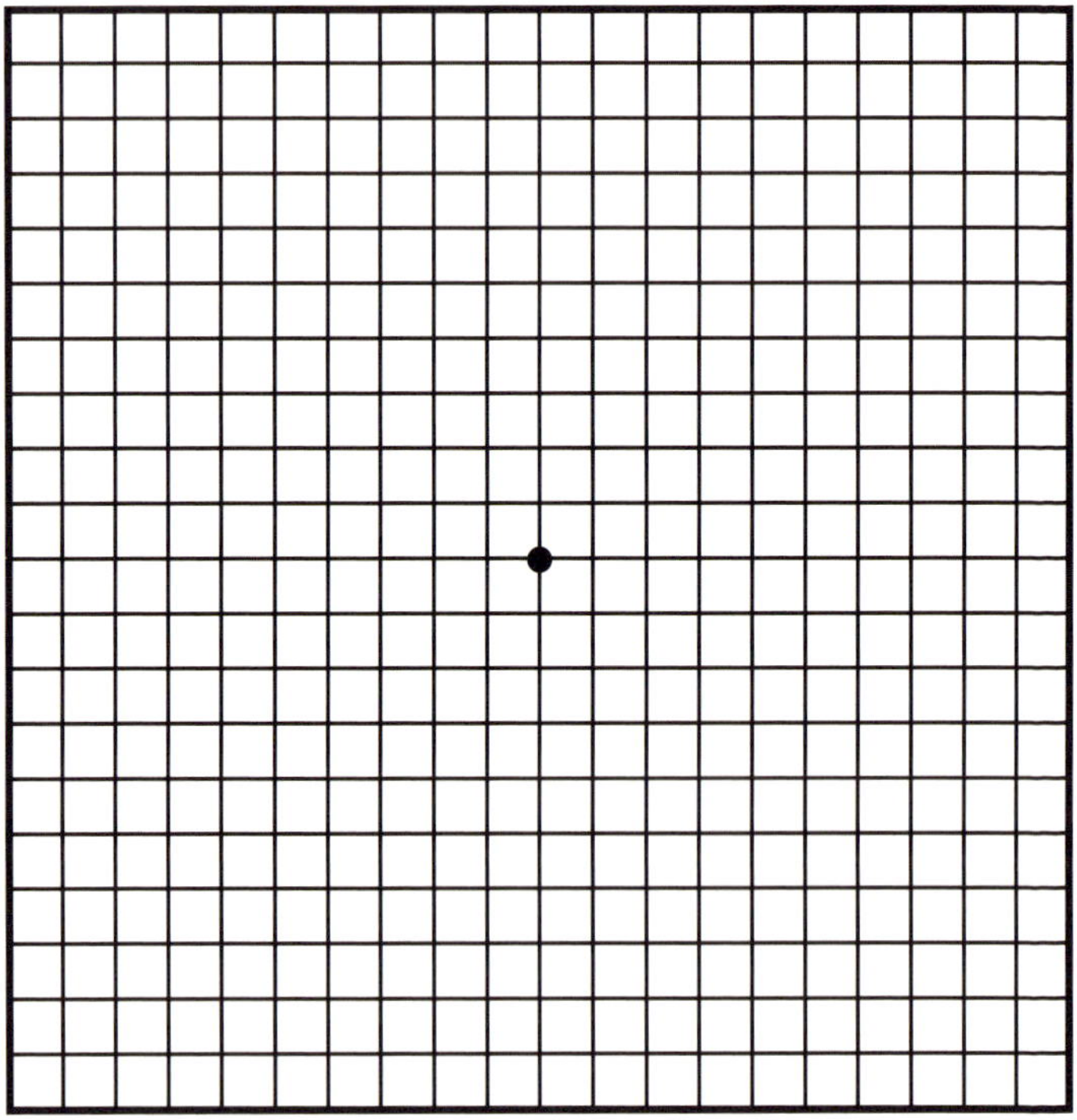

緑内障は自覚症状が現れにくい病気です。大切な視野を守るためにも、**視野の状態を確認することを習慣化**しましょう。**アムスラーチャート**などでセルフチェックを行えば、現状の視野が以前よりどの程度狭くなっているかを実感することができます。起きたときや寝る前など、時間を決めて毎日セルフチェックを続けていれば、視野に問題が生じた場合でも、早めに対策を立てやすくなります。

こんなふうに見えたら要注意！

格子が欠けて見える

緑内障で視野が欠損している可能性があります。また、前回よりも欠ける範囲が広がっていると視野欠損が進んでいると考えられます。

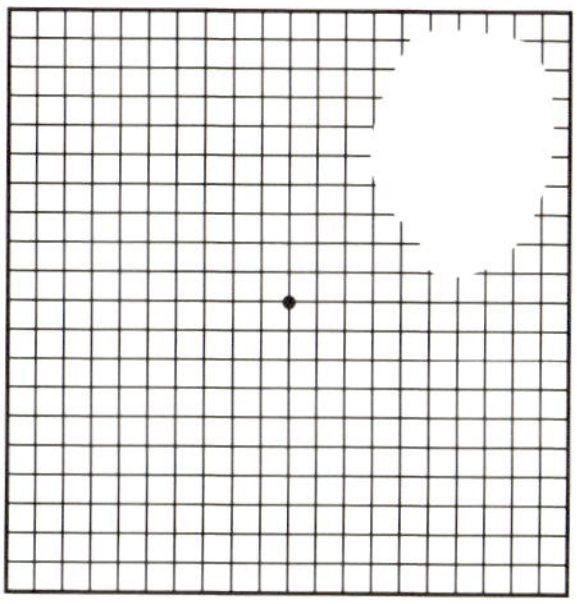

格子がゆがんで見える

黄斑変性や糖尿病網膜症などの目の病気が疑われます。いずれも緑内障と合併しやすい病気でもあり、少しでもゆがんで見えるようなら主治医に相談を。

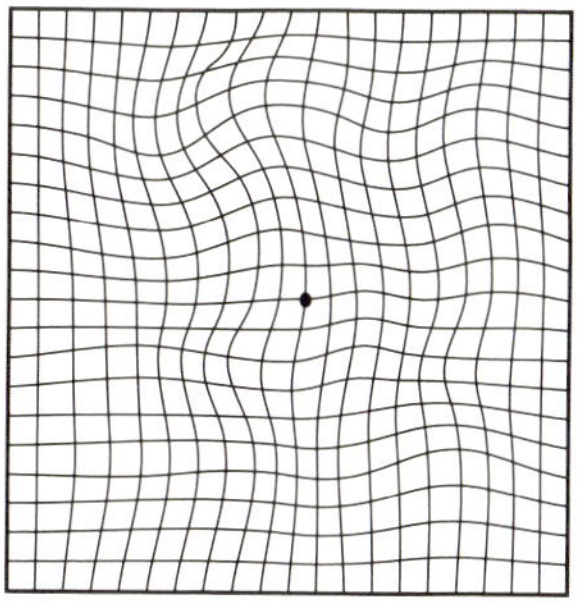

緑内障チェックシート

チェックシートを目から30cm離して持ち、左目を閉じて右目で中央右寄りにある黒い●を見つめ、シートをゆっくり前後に動かすと、◆が見えない位置があります。そこでシートを固定し、図形（■▲★）の見え方をチェックします。左目をチェックする場合は、シートを逆さにして行います。

※やりずらい場合はシートを拡大コピーして行って下さい。

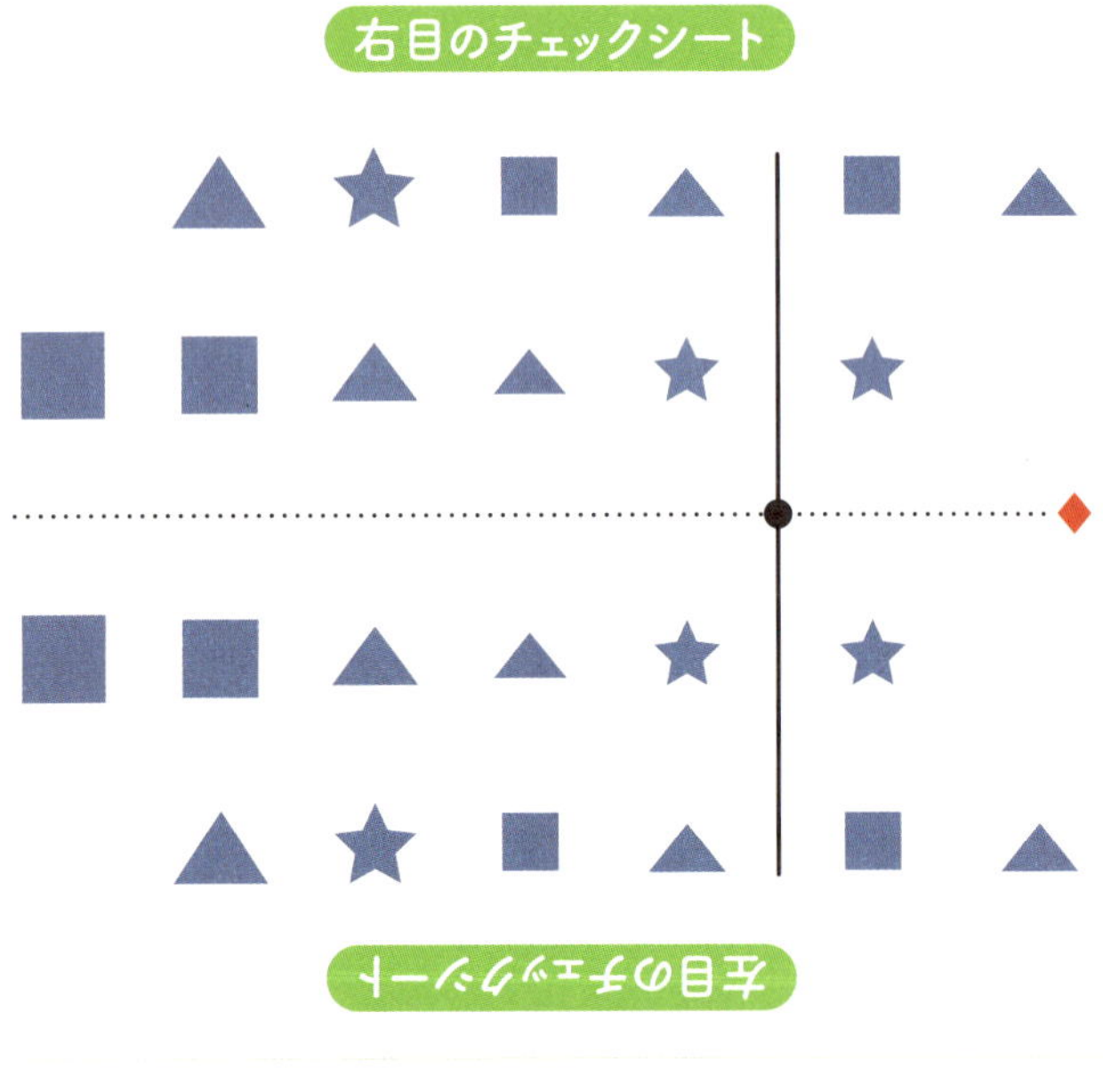

点線をはさんで上下の図形の見え方が違ったり、欠けていたりする部分があれば、緑内障が疑われます。また、前回よりも欠ける部分が増えていると視野欠損が進んでいると考えられます。

Column

有効視野を鍛える

緑内障は進行を止めることはできても、治すことは現状できない病気です。失った視野を取り戻すこともできません。

ただし、有効視野（P33）を鍛えることで、見えにくさを減らすことができます。有効視野を鍛えるには右下にあるような図を使って行うトレーニングがありますが、手軽に行えるものとして、新聞を使ったトレーニングがあります。

新聞紙を両目で見て、徐々に視野を広げていき、読めなくなるギリギリの部分の文字を読もうとすることで、有効視野を鍛えることができるのです。

1日3分程度を目安に取り組んでみましょう。

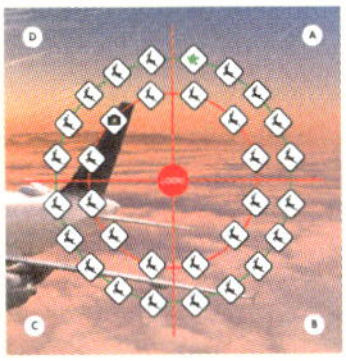

『1日3分見るだけで 認知症が予防できるドリル』（平松類著、SBクリエイティブ）より

新聞トレーニング

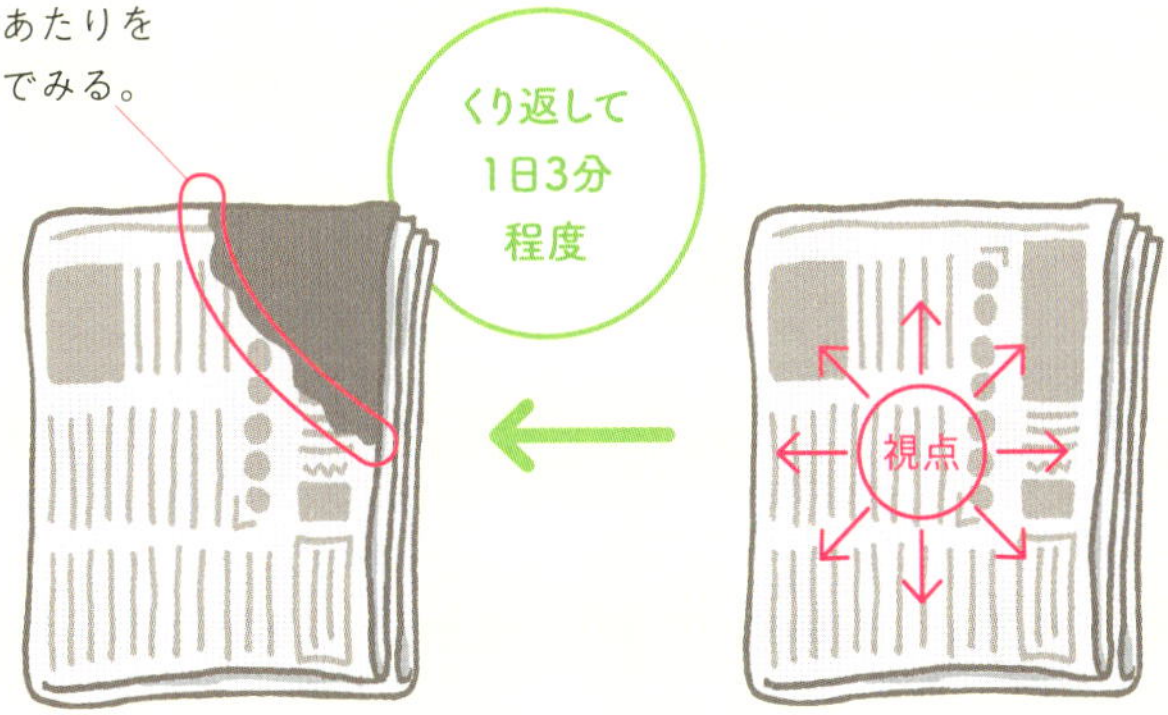

このあたりを
読んでみる。
くり返して
1日3分
程度
視点

②さらに視野を広げ、文字が読めなくなる部分と、読める部分の境となるところにある文字を読んでみる（実際に読めなくてもOK）。

①新聞紙の中心を両目で見て、そこに何が書いてあるかを読み、続けて目を動かさず、中心から少し離れた部分を読む。

第1箇条 自律神経を整える

自律神経は、**心身の活動を活発にする交感神経**と、反対に**落ち着かせようとする副交感神経**の2つが交互にバランスをとり、心身の調子を整えています。そしてこの自律神経の働きは目にも影響を与え、緑内障の発症や症状の進行にもかかわっています。

私たち人間は、不安やストレスを感じると、それに耐えようとして**交感神経が優位**になります。すると、交感神経の働きによって**血管が収縮し、眼圧が上がりやすく**なります。これが一時的であれば問題ありませんが、不安やストレスが長期間にわたると、**血管が収縮し続けて眼圧も上がりっぱなし**になり、緑内障の発症につながるのです。

緑内障を防止し、発症後の進行を抑制するためにも、自律神経のバランスを整えることが大切です。次のページから毎日の生活のなかで**心身をリラックスさせ、自律神経を整える**方法を紹介します。

マインドフルネス

「マインドフルネス」は、瞑想の一種です。静かでリラックスできる場所で、呼吸に意識を集中させながら、ゆっくりと深い呼吸をします。たったこれだけのことで、眼圧が平均4㎜Hgほど低下するという報告があります※。

まわりのことや、頭に浮かぶことなどは気にせず、呼吸にだけに集中する。もし何かに気をとられたら、「気をとられたな」と認めつつ、再び呼吸に集中する。

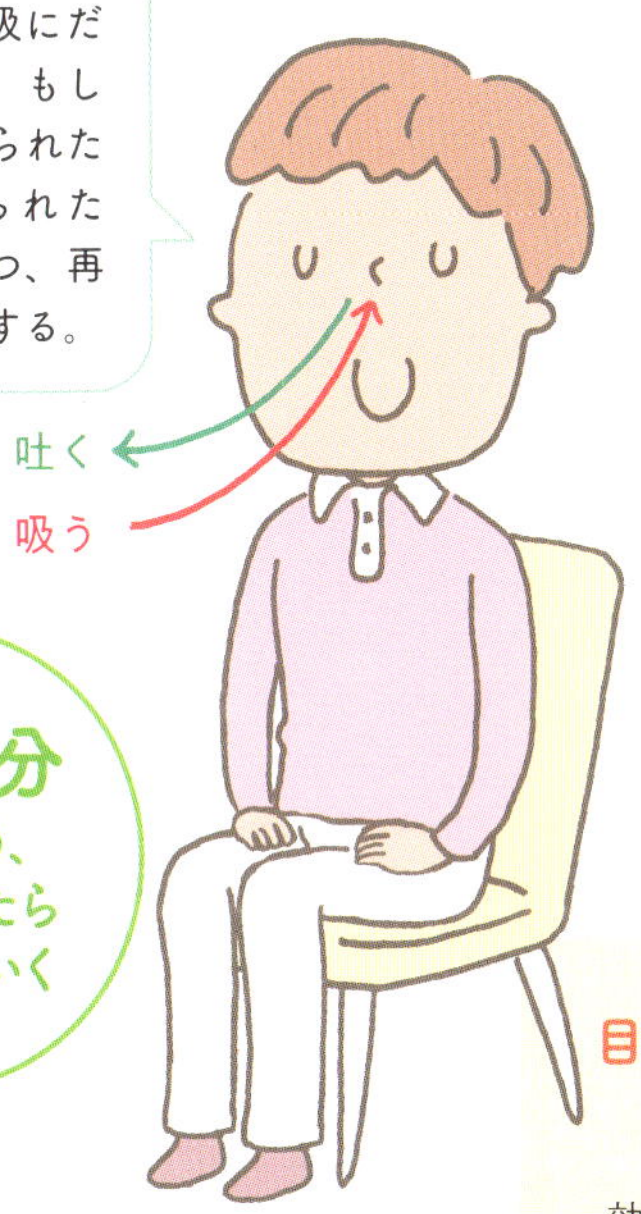

毎日5分から始め、慣れてきたらのばしていく

①イスなどに軽く座り、力を抜き、目を閉じる。

②息を鼻から吸って鼻から吐く。全身が吸った空気で満たされて、吐くことで空気が抜けていくイメージで。

③左手→右手→左足→右足の順に、呼吸とともに力を抜いていき、全身から力を抜く。

目薬を差すタイミングでやってみよう

効果的な目薬の差し方である、「目薬を点眼したあとで1分間目頭を押さえる」(P14)ときや、複数の目薬を使用している人は目薬と目薬の間の時間を活用してみましょう。

※(出典)Dada T,et al.Effect of Mindfulness Meditation on Intraocular Pressure and Trabecular Meshwork Gene Expression:A Randomized Controlled Trial. Am J Ophthalmol 2021;223:308-21より

365呼吸法

呼吸はふだん無意識で行っていますが、あえて「呼吸するぞ」と意識し、ゆっくりと深く行うのが「365呼吸法」です。副交感神経を優位にする効果が期待できます。1日に「3」回、1回あたり「6」サイクル、「5」秒ごとの呼吸を行いましょう。

1. 楽な姿勢（イスに座るなど）になり、力を抜いたら、鼻から息を5秒かけて吸う。

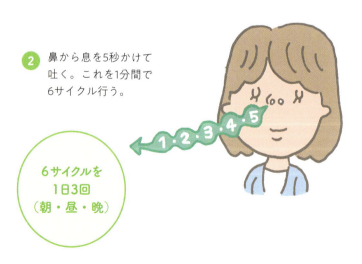

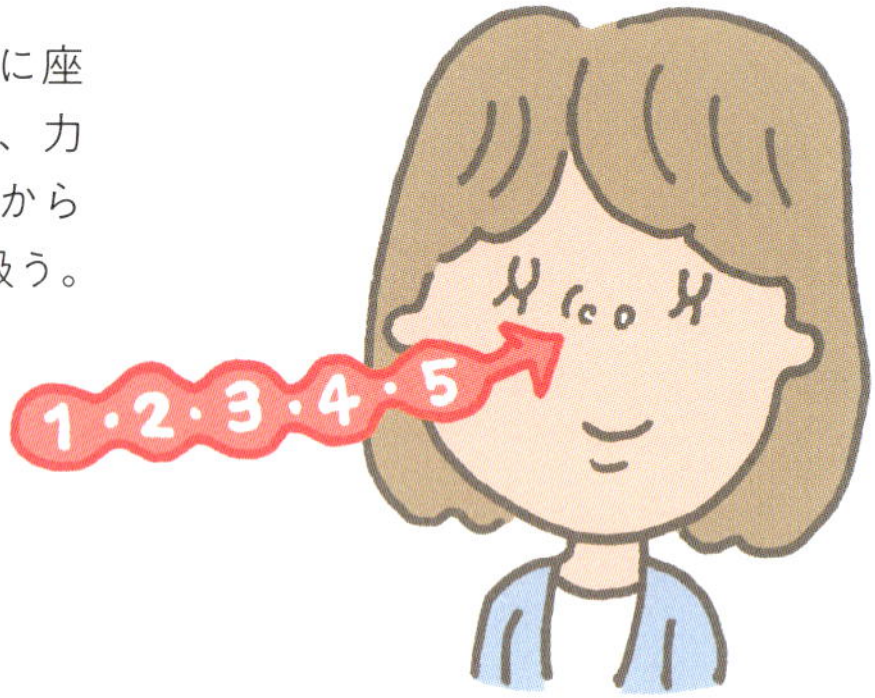

2. 鼻から息を5秒かけて吐く。これを1分間で6サイクル行う。

6サイクルを
1日3回
（朝・昼・晩）

入浴

38度くらいのお風呂に入ることで、心身がリラックスし、血流もよくなります。その作用で眼球内の血流も改善し、目の疲れをとることができます。ただし、長湯は脱水を招きやすいため、湯船につかる時間は10～15分ほどにしましょう。

入浴では汗をかくため、水分が不足し、血液がドロドロになって血流が悪くなりやすい。入浴前や入浴中には、こまめに水分をとるようにする。

入浴後、一気に水分補給をすると、眼圧を上げるおそれがあるので注意。

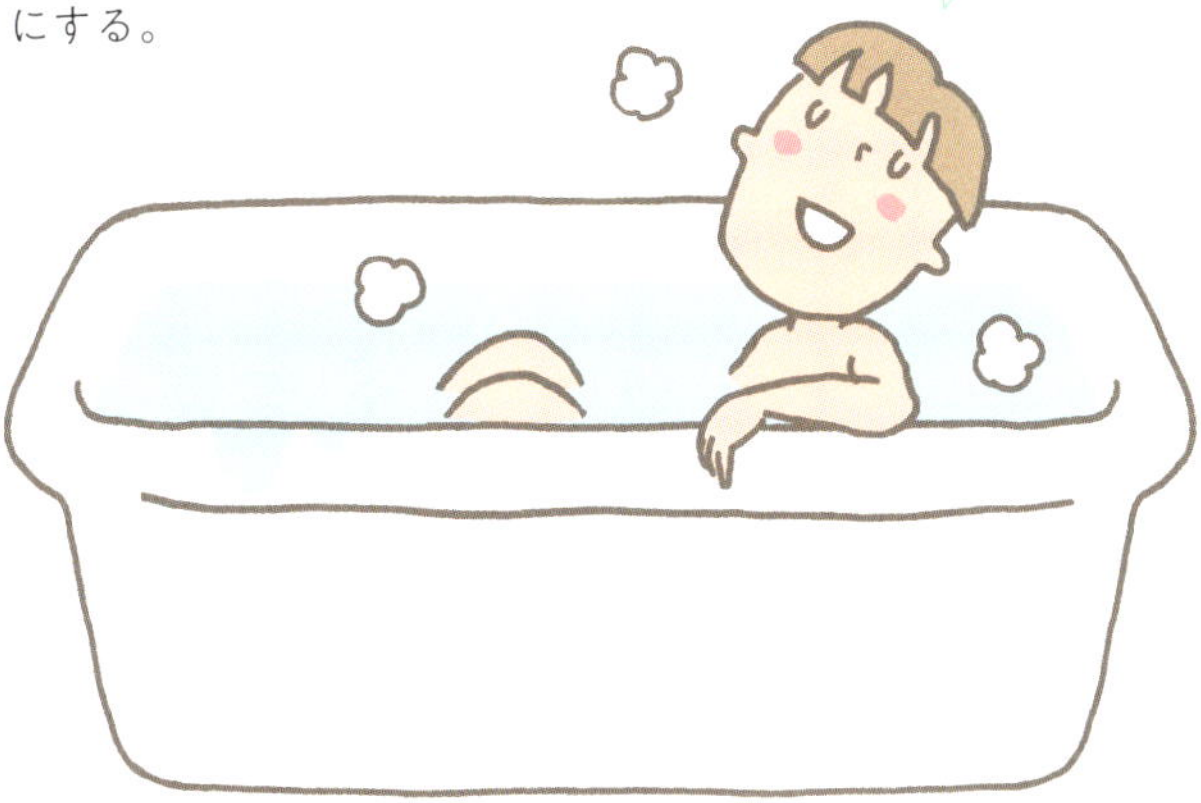

ヒートショックプロテインと緑内障

熱いお風呂など熱の刺激によって体内でつくられるたんぱく質をヒートショックプロテインといい、免疫力を上げるなど体によい効果をもたらします。しかし、緑内障では視神経にダメージを与えるという報告も見られます。ヒートショックプロテインは38度以上でつくられるため、緑内障の人は38度くらいのぬる目のお湯でゆっくりと温まるのがおすすめです。

ストレスを軽減させる

心身をリラックスさせて眼圧を下げるには、ストレスを少なく、そして軽くすることが大切です。いやなことを思い出すだけでも、人間はストレスを感じます。そこで、「よいこと」にフォーカスする習慣を身につけましょう。

毎晩、寝る前に「よかったこと」を3つ書き出すようにする。どんなに小さなことであっても書くことで、「今日はいい日だった」と幸福感を抱いて眠ることができ、リラックスできる。

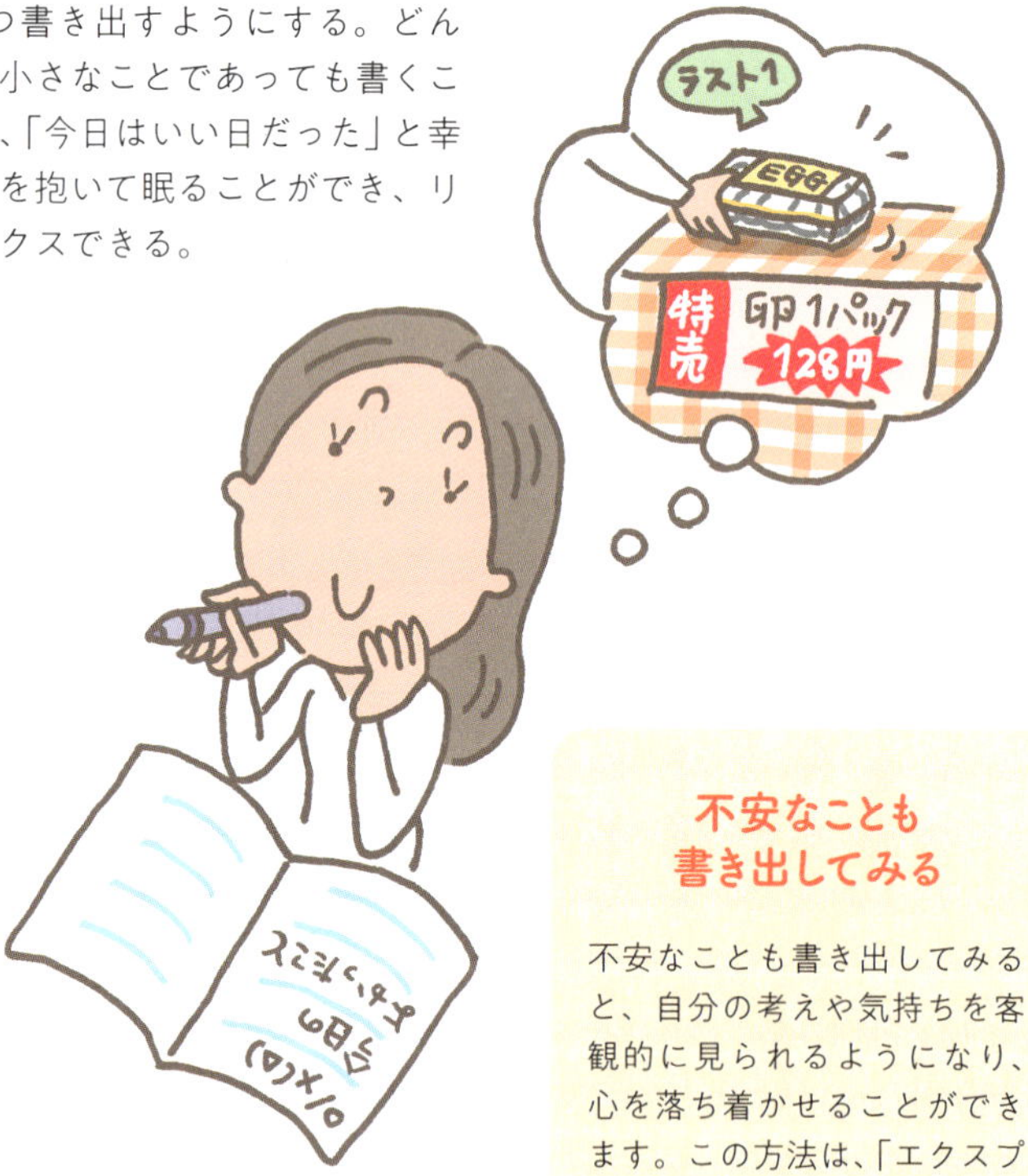

不安なことも書き出してみる

不安なことも書き出してみると、自分の考えや気持ちを客観的に見られるようになり、心を落ち着かせることができます。この方法は、「エクスプレッシブ・ライティング（筆記開示）」と呼ばれ、心理療法においても活用されています。

第2箇条 目によい栄養をとる

私たちの体は、毎日の食事によってつくられます。もちろん目も同様で、緑内障の発症・進行を防ぐ効果のある成分や栄養素を積極的にとれば、目の健康を維持できます。最近は健康志向から、極端な糖質制限や脂質カットをする食事療法もありますが、大切なのは「**体に必要なエネルギー・栄養素を適切にとること**」です。**PFCバランス**を考えながら、目にやさしい食事を心がけましょう。

PFCバランスとは？

「PFC」は、たんぱく質（protein）・脂質（fat）・炭水化物（carbohydrates）の頭文字。1日に必要なエネルギー量（kcal）における、この3つの栄養素の理想的なバランスのことを「PFCバランス」といいます。

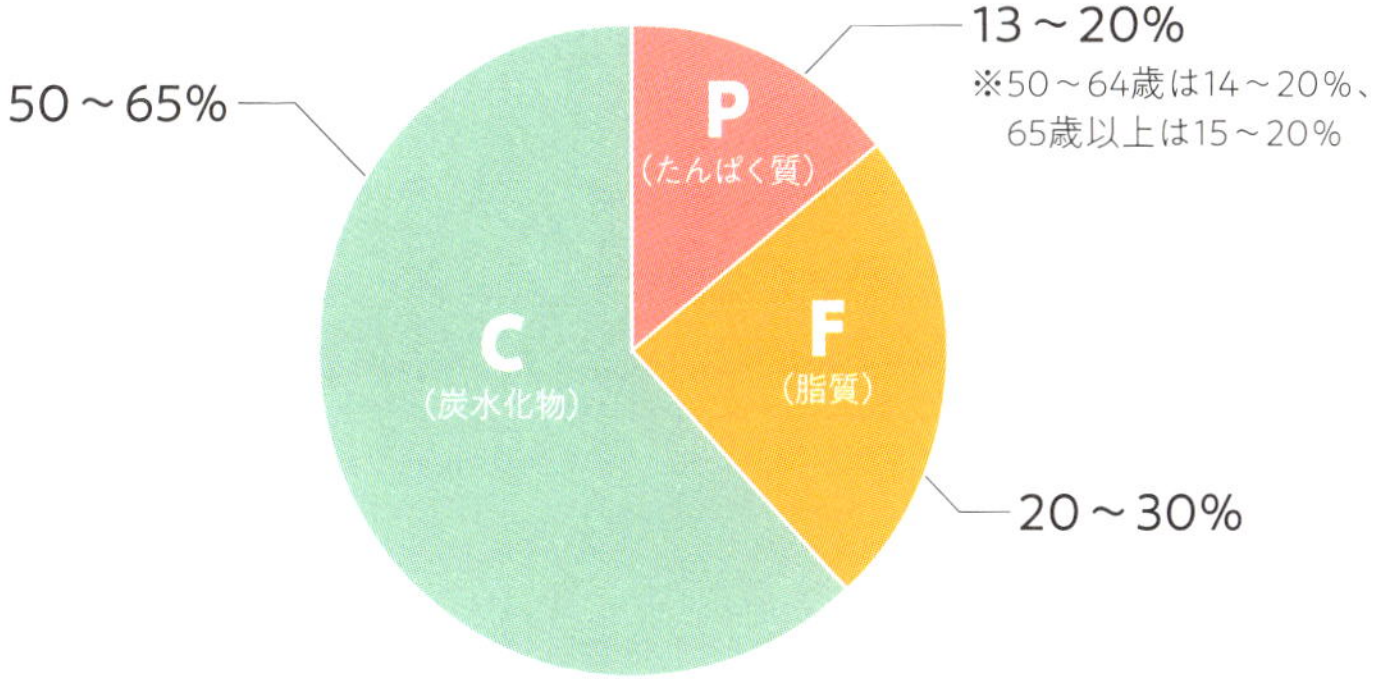

※厚生労働省「日本人の食事摂取基準（2020）」を参考に作成。

たんぱく質は積極的にとる

たんぱく質は、全身の細胞をつくるのに必要な栄養素です。視神経の細胞がダメージを受けた場合、新しい細胞をつくろうとしても、たんぱく質が足りていないとつくることはできません。そのため、**たんぱく質が不足しがちになると、視神経の障害が生じやすくなる**と考えられています。実際、高齢の女性では、たんぱく質を十分にとっている人のほうが緑内障になりにくいという研究結果もあります。

Point 1

1日あたりの摂取量(g)は「体重(kg)×1.2～1.5」が目安。

Point 2

一度にたくさんとるのではなく、3食に分けてとるのが効果的。

Point 3

たんぱく質をとりすぎて、栄養バランスを崩さないようにする。

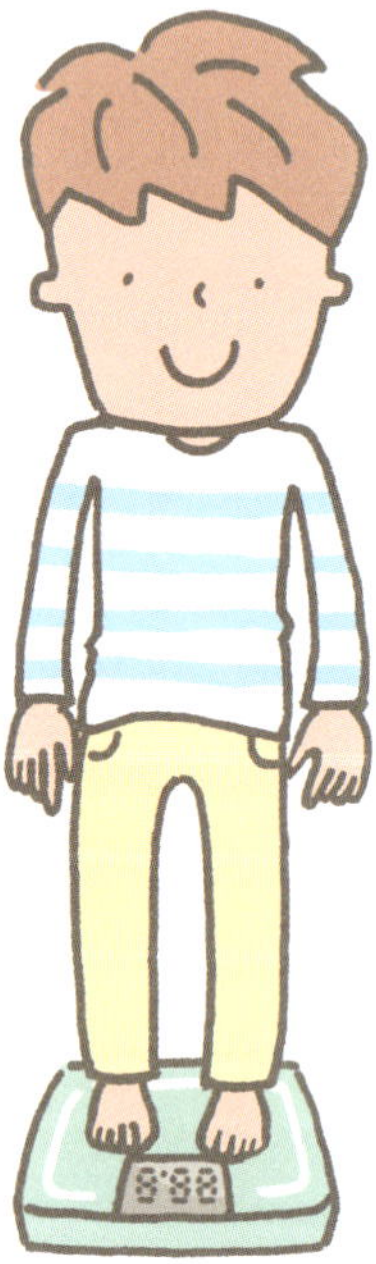

体重60kgの人ならば、1日に72～90g

目にやさしい脂質をとる

脂質は、**細胞膜やホルモンの構成成分**として欠かせない栄養素です。なかでも「**オメガ3系脂肪酸**」は血液をサラサラにして血行を促進するなど、目にもやさしい脂質です。

一方で、動物性食品に含まれる「**飽和脂肪酸**」や、加工食品に含まれる「**トランス脂肪酸**」は、肥満や冠動脈疾患の原因にもなり、習慣的に摂取すると、眼球にあるような細い血管を詰まらせる可能性があります。

よい脂質

- 青魚や亜麻仁油、えごま油などに含まれる「オメガ3系脂肪酸」

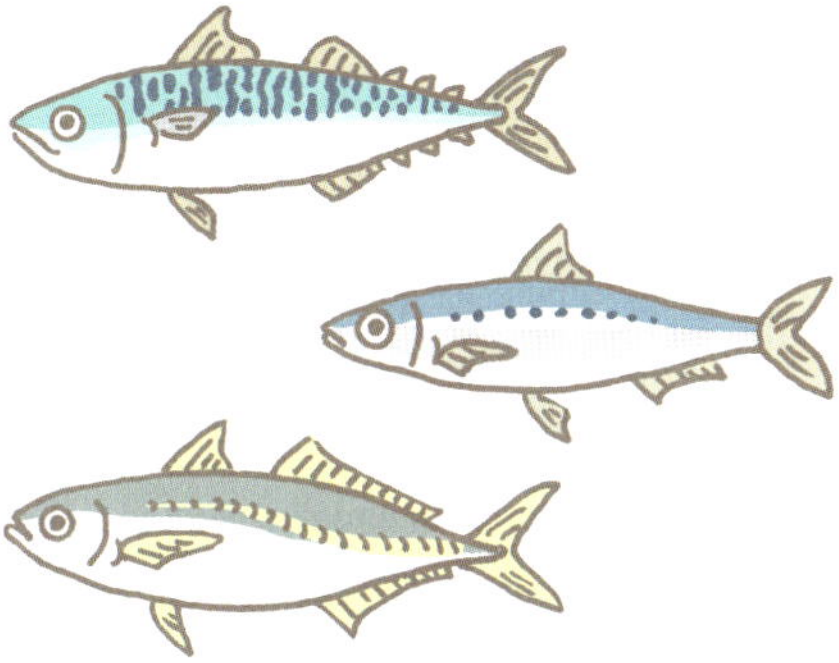

避けたい脂質

- バターなどの乳製品、食肉の脂身などに含まれる「飽和脂肪酸」
- マーガリンやファストフード、スナック菓子などに含まれる「トランス脂肪酸」

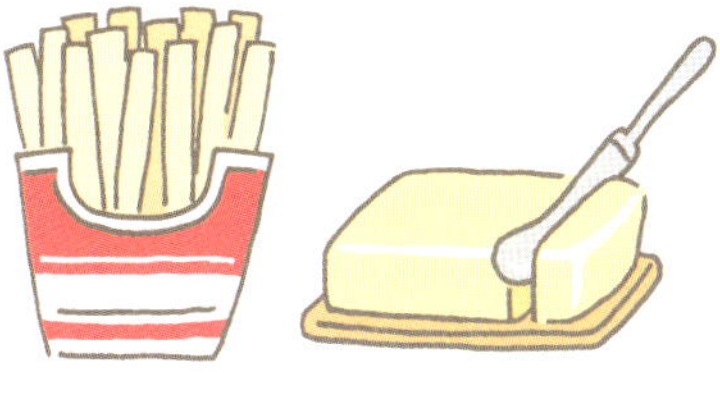

炭水化物は「精製糖」に注意！

炭水化物に含まれる糖質を摂取しすぎると**糖尿病のリスクが高まり、緑内障も発症しやすく**なります。糖が血中に増えると血管を傷つけ、**血流が悪くなって視神経にダメージ**が加わり、緑内障を発症・悪化させてしまうのです。血糖値を上げないためにも、摂取する糖質の量はもちろん、糖質の種類にも気をつけましょう。とくに、血糖値を一気に上げてしまう「**精製糖**」の摂取は要注意です。

玄米や全粒粉など、精製されていない炭水化物には食物繊維が含まれ、糖質の吸収をおだやかにするため、血糖値を一気に上げることはない。

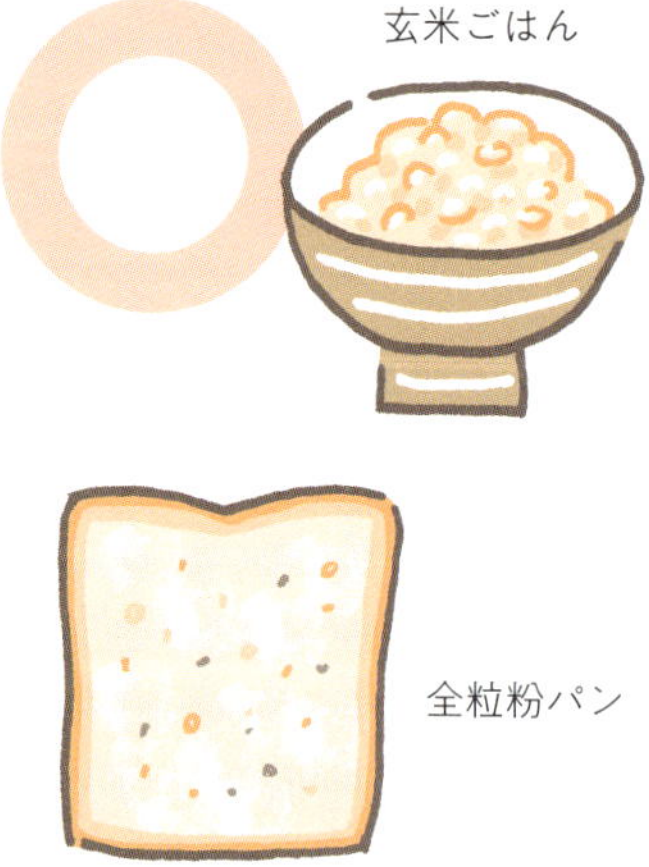
玄米ごはん
全粒粉パン

砂糖やグラニュー糖などの精製糖や、それらを使ったお菓子など。白米も大量に摂取すると、精製糖と同じ働きになるので注意。

白砂糖
上白糖
白米ごはん
ケーキ

目によい栄養素

「目にいい」とされる栄養素には、ビタミンやポリフェノールなどがあります。

眼精疲労をやわらげたり、眼球の血行を促進することで、緑内障をはじめとした眼疾患を予防・改善することなどが期待できます。

また、**抗酸化作用のある栄養素**は、眼球や視神経の細胞の新陳代謝を促して「サビつき」を防ぎ、さまざまなダメージから目を保護してくれる働きがあります。

ルテイン

緑黄色野菜などに含まれる「カロテノイド」のひとつで、目の奥の黄斑や、レンズである水晶体、網膜に存在しています。成分が目に集中的に届くという特徴があり、体を老化させる活性酸素を取り除く「抗酸化作用」によって、視神経をダメージから守ります。この働きにより、緑内障をはじめとした眼疾患の予防や悪化防止に効果を発揮します。

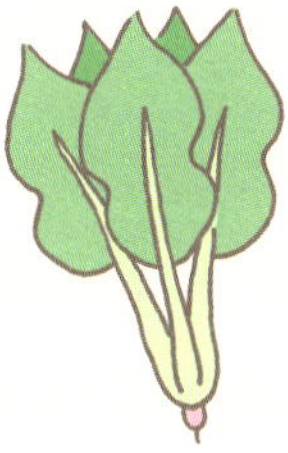

ルテインを多く含む食品

▼

ほうれん草、小松菜、モロヘイヤ、ブロッコリー、とうもろこし、ゴーヤー、卵黄、ドライプルーン　など

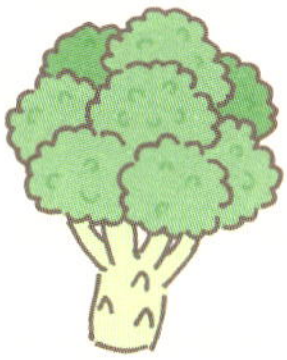

アスタキサンチン

魚介類に多く含まれる色素成分で、β-カロテンの5倍の抗酸化作用があります。免疫力を高め、眼精疲労などの目の病気を予防・改善する効果が臨床試験でも認められています。

アスタキサンチンを多く含む食品

▼

鮭、えび、かに、海藻、いくら、キンメダイ　など

β-カロテン（ビタミンA）

β-カロテンは緑黄色野菜の色素成分で、体内でビタミンAになります。ビタミンAはレバーや魚に含まれています。強い抗酸化作用があり、視細胞をつくる働きにもかかわります。

β-カロテン（ビタミンA）を多く含む食品

▼

にんじん、かぼちゃ、モロヘイヤ、うなぎ、レバー　など

ヘスペリジン

ポリフェノールのひとつで、柑橘類の皮や筋に含まれています。抗酸化作用や血流を改善する効果があり、眼球内の血流も促進するため、眼圧低下効果も期待できます。

ヘスペリジンを多く含む食品

▼

青みかん、温州みかん、シークワーサー、ゆず、すだち　など

アントシアニン

ポリフェノールのひとつで、天然の青紫色の色素です。視力の改善や眼精疲労の予防・改善に効果があるとされ、目によいとされるサプリメントに含まれていることが多いです。

アントシアニンを多く含む食品

▼

カシス、ブルーベリー、紫いも、赤ワイン、なす　など

ビタミンC

強力な抗酸化作用があり、体を老化から守ります。眼球にも含まれており、目のダメージを修復するためには欠かせない栄養素で、白内障予防効果も認められています。

ビタミンCを多く含む食品

▼

じゃがいも、キウイフルーツ、レモン、いちご、赤ピーマン　など

ビタミンE

抗酸化作用が高く、「若返りのビタミン」とも呼ばれています。全身の細胞膜の合成にかかわり、眼球や視神経の細胞膜をストレスや老化などによる酸化から守ります。

ビタミンEを多く含む食品

▼

ナッツ類、魚介類、大豆、オリーブオイル　など

BDNFに注目

緑内障のリスクを下げると考えられているBDNF（脳由来神経栄養因子・P62）は、食品から摂取することはできませんが、体内でBDNFを増やせる食品をとってみましょう。

BDNFを増やせる食品

▼

コーヒー、青魚、チーズ、大豆、ゴマ、チョコレート　など

DHA・EPA

青魚に含まれる不飽和脂肪酸です。血液をサラサラにする作用により、目に油分が分泌されやすくなり、涙の質も高くなります。抗炎症作用で目の充血改善にも効果があります。

DHA・EPAを多く含む食品

▼

イワシ、マグロ、サバ、いくら、サンマ、海苔（EPAのみ）など

目によい食品

ほうれん草

ルテインとβ-カロテンを含む「食べるサプリ」

ほうれん草には、目の黄斑や水晶体に存在するルテイン（P159）が豊富に含まれています。ルテインは1日あたり10mg程度摂取するとよいとされ、ほうれん草であれば約2株で摂取できます。ルテインは脂溶性であるため、油で炒めるなど、脂質といっしょにとるようにしましょう。また、ほうれん草には、目のダメージを予防・回復してくれるβ-カロテンやビタミンCといった、強い抗酸化作用のある成分も含まれているため、目の健康維持に最適の食材といえます。

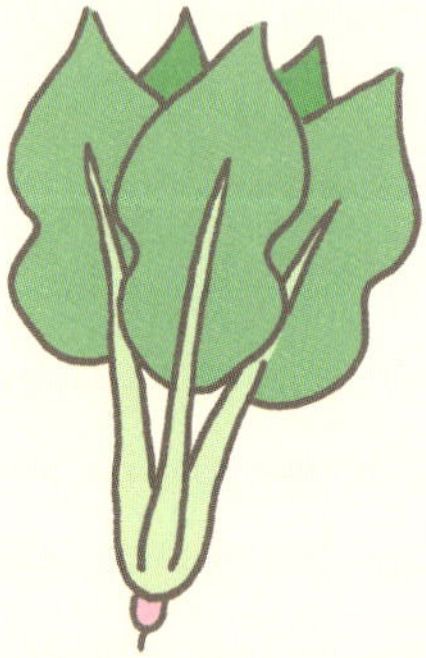

ほうれん草に含まれるシュウ酸カルシウムが、結石の原因になることがある。結石ができやすい人は避けるか、食べる際には下茹でをするように。

緑黄色野菜がいい理由

赤や黄色、緑といった色鮮やかな緑黄色野菜には、ルテインやβ-カロテンをはじめとした、強力な抗酸化作用のある成分が含まれています。もとは光合成をするために必要な成分である抗酸化成分は、外界から入ってくる紫外線などの光を吸収してくれる働きがあり、私たちの体でも、目を内側から守ってくれるのです。

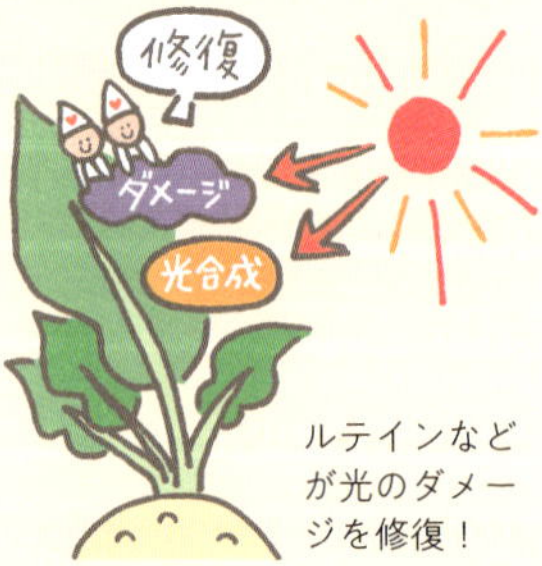

ルテインなどが光のダメージを修復！

コーヒー

BDNFを増やして視神経を強化！

コーヒーには、神経の栄養を司る因子であるBDNF（脳由来神経栄養因子・P62・161）を増やす効果があります。視神経が弱い傾向にある日本人は、視神経のダメージの予防・回復にもかかわるBDNFを体内で増やすことで、緑内障を発症しにくくするとされています。ただし、過剰摂取は緑内障の要因にもなるため、1日3杯までに。

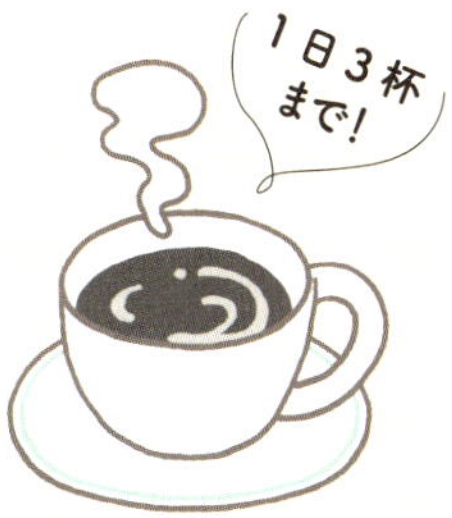

BDNFを増やす効果は、豆を挽いて入れるレギュラーコーヒーやインスタントコーヒー、缶・ペットボトル入りコーヒーのいずれでも変わらない。

トマトジュース

目に欠かせない3つの抗酸化成分を手軽に摂取

トマトには、目の健康維持に欠かせないルテインとβ-カロテン、そして同じ抗酸化成分であるリコピンが含まれています。ジュースで摂取すれば、手軽に目の健康を保てます。

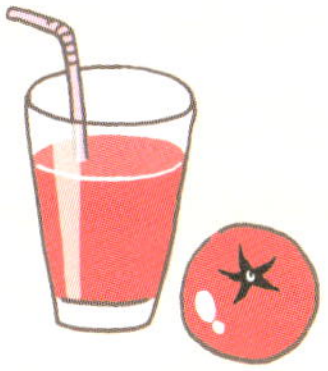

トマトの赤はリコピンの色。

緑　茶

カテキンが目の酸化・炎症を防止

緑茶の抽出成分であるカテキンの抗酸化作用・抗炎症作用が、眼球のさまざまな部位の酸化・炎症を抑えます。また、緑茶は体内のBDNFを増加させることもわかっています。

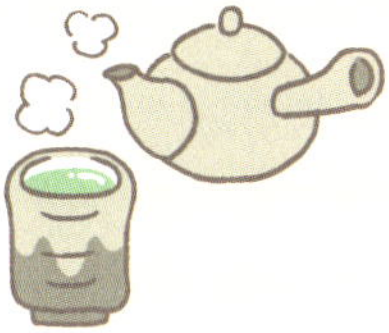

緑茶には抗酸化成分であるβ-カロテンも含まれている。

チーズ

BDNF増加効果で視神経を保護・回復

チーズには、体内のBDNFを増やす作用があります。BDNFは神経の栄養にかかわる因子であり、視神経にも効果があると考えられ、緑内障の防止・改善にはぴったりの食材です。日本人の軽度認知症の人にカマンベールチーズを毎日摂取してもらったところ、改善したとの報告もあります。また、チーズには抗酸化成分のビタミンAが豊富に含まれています。

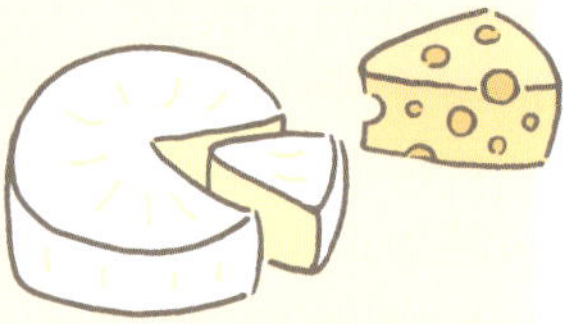

加熱殺菌するプロセスチーズでは、乳酸菌をはじめとした有益な微生物が死滅しており、健康効果が得られにくいため、ナチュラルチーズを選ぶようにしよう。

豆　腐

イソフラボンで眼圧低下効果

豊富に含まれるイソフラボンの血管を拡張させる効果で、眼圧を下げることができると考えられます。また、血管内部をきれいにするレシチンが血行を改善し、目の健康を維持できます。

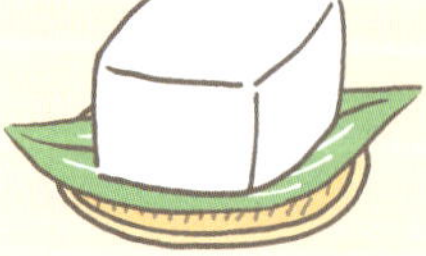

イソフラボンやレシチンは、豆乳にも含まれている。

リンゴ酢

神経保護効果で視神経を守る

神経保護効果が注目されている食品で、ドーパミンなどの神経伝達物質にも作用し、視神経の保護も期待できます。酸性の食品であるため、飲んだあとには必ず歯みがきを。

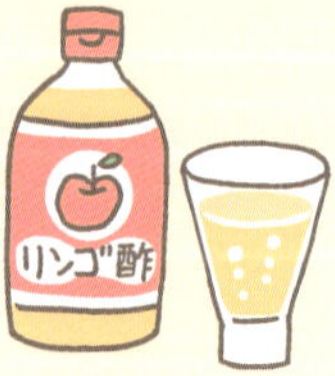

ティースプーン1杯ほどを水やソーダで割って飲む。

納豆

血管を強化して目の健康を保つ

血管を強くして、脳の疾患（脳卒中など）による死亡を25％減らすなど、ほかの大豆製品にはない作用があり、眼球の血管にも効果があると考えられています。

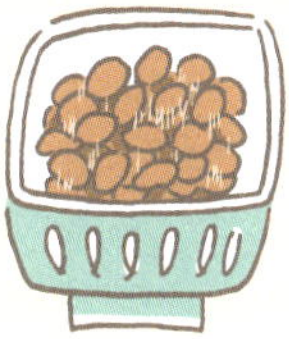

納豆に含まれるナットウキナーゼには血液サラサラ効果も。

みそ

自律神経も整えるイソフラボンの作用

大豆由来のイソフラボンの作用で血管を拡張させ、さらには自律神経を整えることで、眼圧を下げやすくします。レシチンで血管をきれいにできるのも、目にはうれしい作用です。

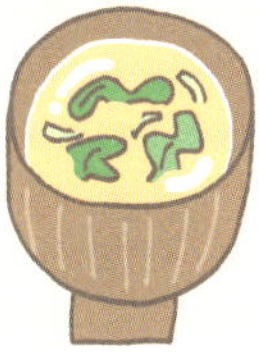

みそ汁を毎日飲むことが眼圧低下につながる。

カレー

抗酸化物質「クルクミン」が眼疾患を予防

カレーのスパイスであるターメリックに含まれる成分・クルクミンは、抗酸化物質のひとつです。炎症を抑えてくれるほか、緑内障やドライアイ、白内障、加齢黄斑変性などを防ぐ効果や、BDNFを増やす効果もあります。黒胡椒に含まれるピペリンがクルクミンの効果を上げるため、いっしょに使うのがおすすめです。

ほうれん草やサバ缶など、ほかの「目によい食材」を入れると効果アップ。

バナナ

ストレスを軽減し
リラックス効果で眼圧低下

バナナには、アミノ酸のひとつであるGABAが多く含まれています。GABAはストレスや疲労を軽減し、リラックス効果をもたらす成分です。さらに、血圧を下げる作用や、睡眠の質の改善もできることから、総合的に眼圧を下げやすくする効果があります。またバナナには、安眠やリラックスをもたらすトリプトファンも含まれています。

青みのあるバナナ

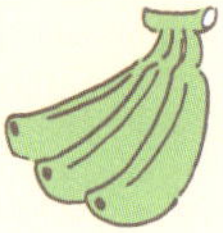

整腸作用や体重を抑える効果が高い。

黒くなったバナナ

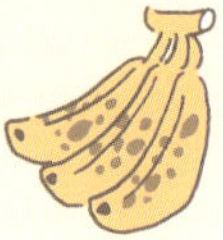

体をサビつきから守る抗酸化作用が高い。

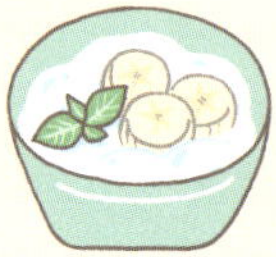

ヨーグルトといっしょに食べると、腸内環境を改善できる。

ブルーベリーが目にいいって本当？

ブルーベリーにはアントシアニンという抗酸化成分が含まれています。これが「目にいい」として、ブルーベリーを使ったサプリメントも発売されていますが、アントシアニンはブルーベリーだけに含まれる成分ではなく、さらにアントシアニン以外にも抗酸化成分はたくさんあります。つまり、ブルーベリーだけが特別に「目にいい」というわけではないのです。

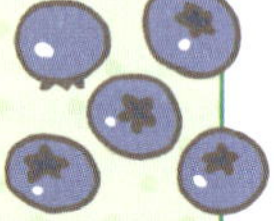

スイカ

シトルリンで
血行改善＆眼圧低下

ウリ科の植物に含まれるアミノ酸・シトルリンが血管を拡張させ、血流が改善します。その効果で眼圧が下がるうえに、β-カロテンやビタミンCによる抗酸化作用もあります。

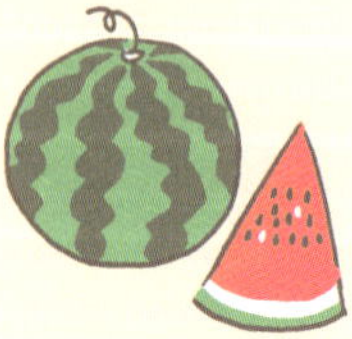

ウリ科の植物のなかでも、スイカのシトルリン含有量はダントツ。

アルコールは適量を

アルコールによって眼圧が少し上がるというデータがあります。アルコールを大量に摂取すると、血管に負担を与え、視神経が痛む原因にもなります。ただし、お酒を飲む習慣があるならば、**週3回程度で少量であればOK**です。

なお、目薬のアイファガンを処方されている人は、アルコールを摂取すると副作用で眠気を起こすことがあるので、お酒は少しずつ飲むようにしましょう。

アルコールとの付き合い方

1回に飲む目安

- ビールなら缶1本（500mL）
- ワインならグラス1.5杯（200mL）

大量には飲まず、少量を週3回程度ならOK。

飲むなら、抗酸化成分の入った赤ワインがおすすめ

アイファガンを処方されている場合、アルコールにより眠気を起こす副作用があるので注意。

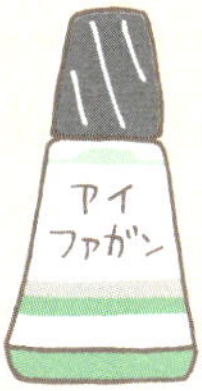

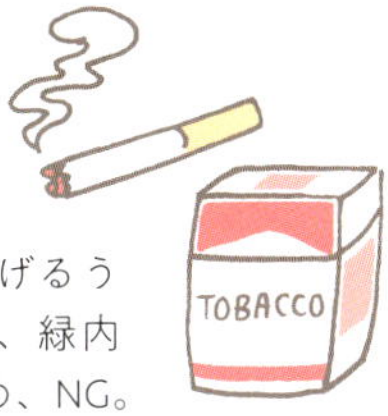

タバコは眼圧を上げるうえに血流を悪くし、緑内障を進行させるため、NG。

サプリメントの上手な使い方

現時点で、「緑内障に効く」と断言できるサプリメントはありませんが、緑内障によい作用があると考えられているサプリメントはいくつかあります。それでも、サプリメントは目薬などの**治療のサポート**にすぎません。また、「サプリメントを飲んでいるから」と、毎日の食事をおろそかにしては本末転倒です。**バランスのよい食事**を心がけながら、それにプラスする形で取り入れましょう。

サプリメントとは？

- 原材料は、食品や食品成分
- 栄養成分を凝縮・抽出したもので、その栄養と似た作用がある
- 「薬」ではなく、あくまで「食品」

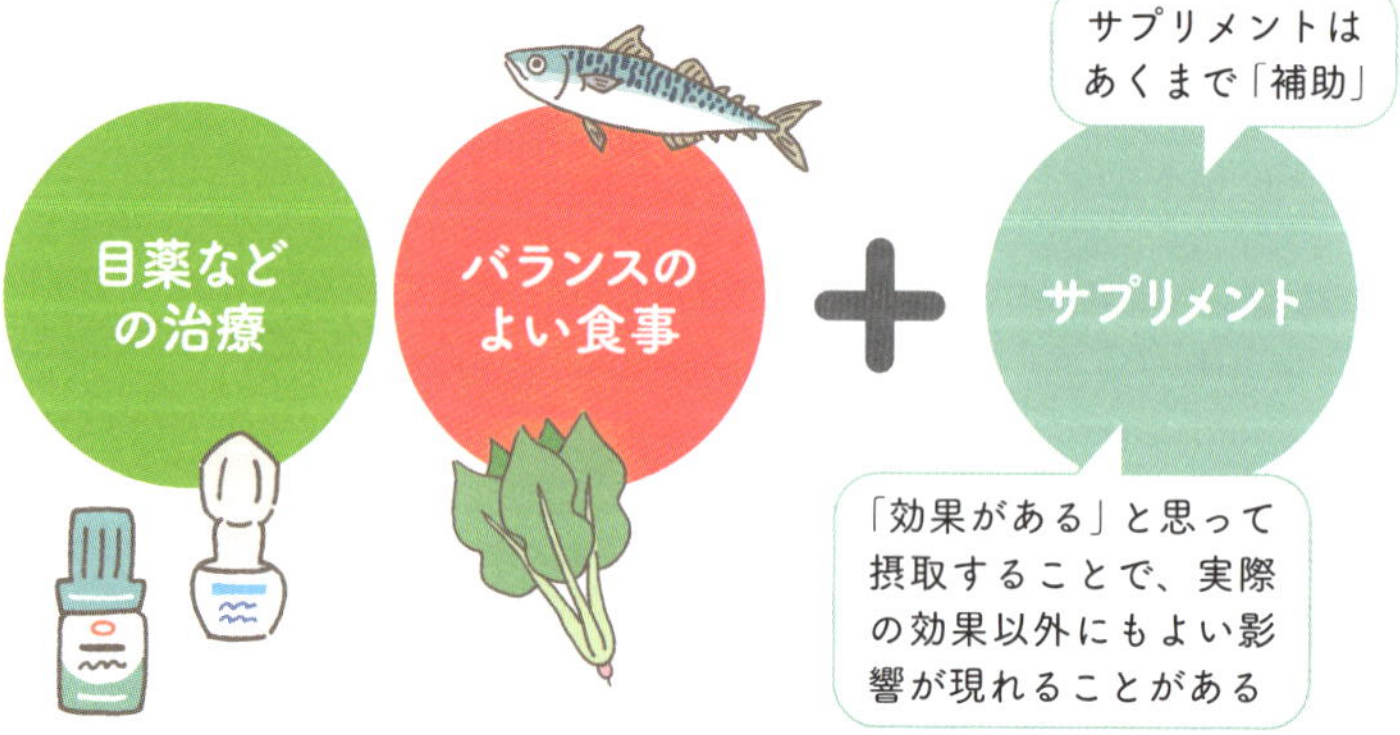

目薬などの治療
バランスのよい食事
サプリメント
サプリメントはあくまで「補助」
「効果がある」と思って摂取することで、実際の効果以外にもよい影響が現れることがある

緑内障におすすめのサプリメント

緑内障には、カシスエキスや松樹皮エキスなどの有効成分を含むサプリメントがよいとされます。

カシスエキス

カシスには眼圧低下効果[*1]のほか、視野悪化を抑え血流が改善された[*2]という報告があります。

*1（出典）H.Ohguro, et al. Effects of black currant anthocyanins on intraocular pressure in healthy volunteers and patients with glaucoma. J Ocul Pharmacol Ther 2013; 29(1):61-7 より
*2（出典）H.Ohguro, et al. Two-year randomized, placebo-controlled study of black currant anthocyanins on visual field in glaucoma. Opthalmologica 2012; 228(1):26-35 より

＼カシス抽出物を含むサプリメント／

カシス-i EX®

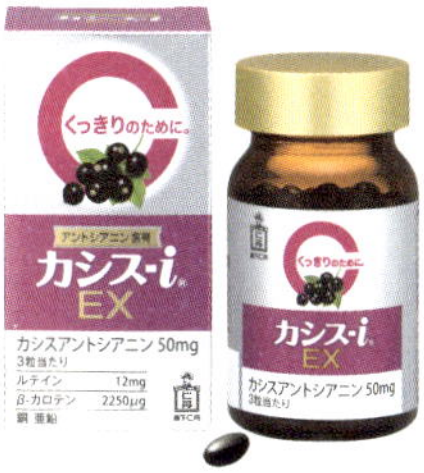

（販売／森下仁丹株式会社）

松樹皮エキスとビルベリーエキス

40種類以上の水溶性フラボノイドを含む松樹皮エキス（ピクノジェノール）と、ビルベリーエキスには、平均して眼圧が1.5mmHg下がったという研究[*3]もあり、眼圧低下および血流改善効果が期待されています。

*3（出典）K.Manabe, et al. Effect of French maritime pine bark/bilberry fruit extracts on intraocular pressure for primary open-angle glaucoma. J Clin Biochem Nutr 2021;68(1);67-72 より

＼松樹皮エキス・ビルベリーエキスを含むサプリメント／

サンテ グラジェノックス®

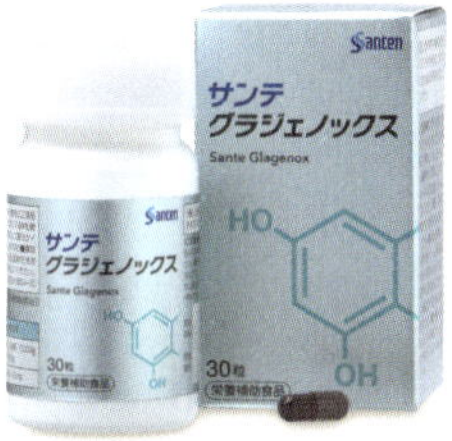

（販売／参天製薬株式会社）

ビタミンは「マルチビタミン」で摂取

緑内障の予防・悪化防止にいいとされるビタミンAやビタミンC、ビタミンEなどをサプリメントで摂取する場合、それぞれ単体のサプリメントよりも、マルチビタミンのサプリメントのほうがバランスよく摂取できます。

水分のとり方に注意

一度に大量の水分を摂取すると、**血液中の水分が増えて血管を圧迫**し、その影響で眼圧が上がってしまいます。

一方で、水の摂取を控えるのも、緑内障にはよくありません。体内で水分が足りなくなると、血流が悪くなって血管に負担がかかり、目の毛細血管にも影響が及びます。脱水症状を生じさせず、眼圧上昇を招かないためにも、**水分は少しずつ、時間をかけて**とるようにしましょう。

おすすめの水分摂取方法

- 水、もしくは無糖のお茶を飲む。糖分を含んだ清涼飲料水は、血糖を上げて血管にダメージを及ぼすためNG。
- 500mLのペットボトルであれば、1～3時間かけて飲む。
- コップ1杯程度（180mLほど）の水なら、飲み切ってしまっても問題ない。ただし、追加で飲む場合は15分ほどあける。

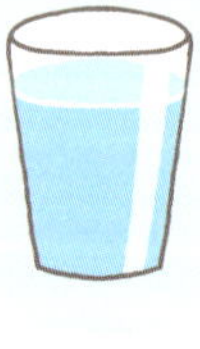

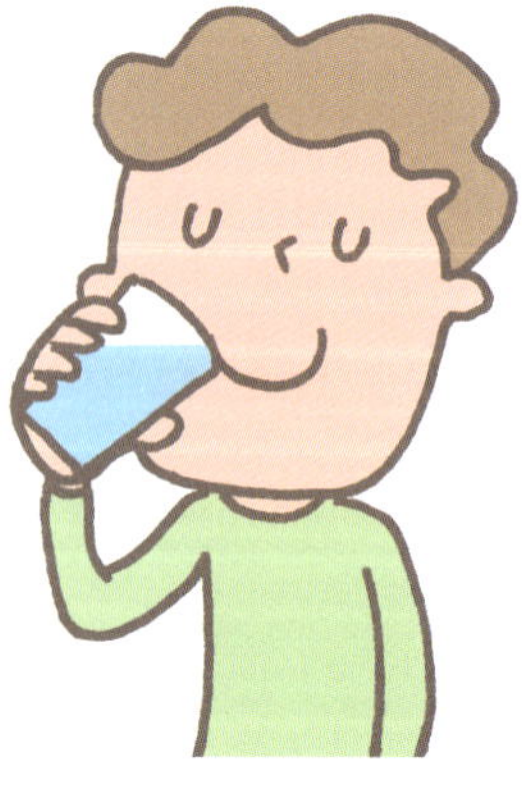

眼圧を上げてしまう水分摂取

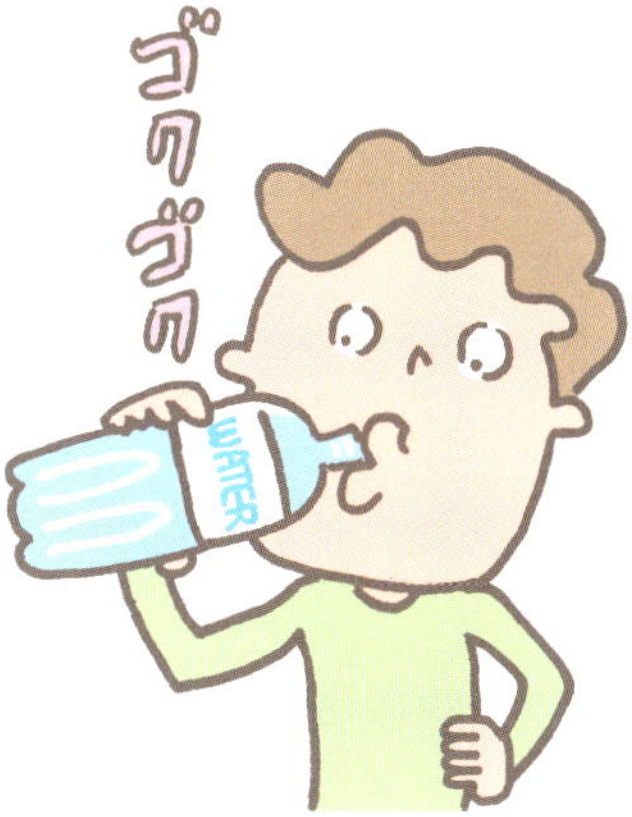

5分間の「一気飲み」で眼圧が上がる

500mLの水を5分以内に飲み切ってしまうような「一気飲み」をしてしまうと、眼圧が上がってしまいます。

脱水症状があるときや、汗をたくさんかいたあとなど、急速に水分を補給せざるを得ない場合には、体の安全を優先して水分を摂取しましょう。

「一気飲み」の悪影響は1時間以上続く

5分間で1Lの水を飲み、どのくらい眼圧が上がるかを調べた研究があります。右のグラフはその研究結果を表すもので、その際の眼圧上昇の作用が、1時間以上も持続していることがわかりました。

水分摂取で眼圧が上がりやすいのは、男性よりも女性、そして緑内障の目薬を3種類以上（合剤は2種類と見なす）使っている人でした。

5分間で1Lの水を飲んだことによる眼圧上昇の経過

- 閉塞隅角緑内障
- 開放隅角緑内障
- トラベクレクトミー経験者
- チューブシャント手術経験者

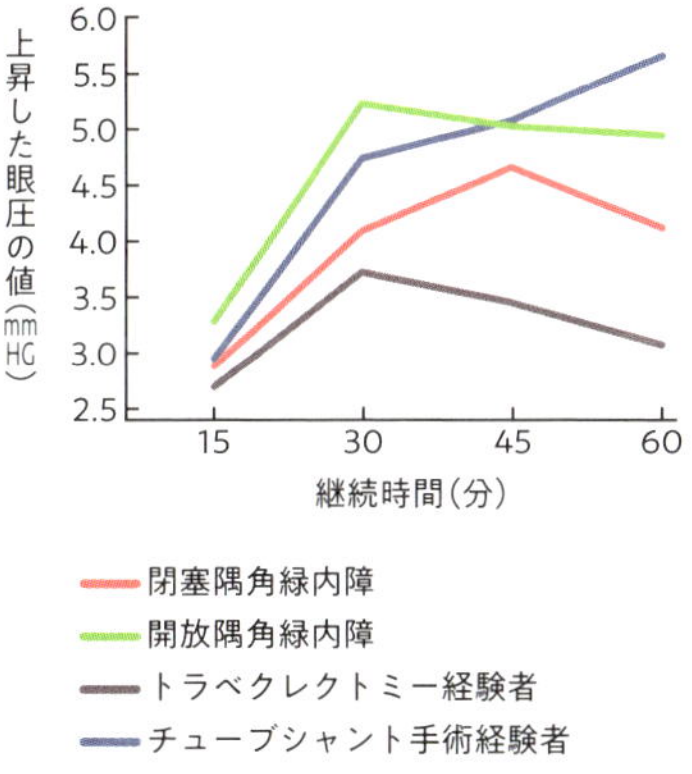

（出典）Razeghinejad MR, et al. The Water-Drinking Test Revisited: An Analysis of Test Results in Subjects with Glaucoma. Semin Ophthalmol 2018;33 (4):517-24. doi: 10.1080/08820538.2017.1324039. Epub 2017 May 24.

第3箇条 睡眠の質を上げる

目は日々多くのダメージを受けています。ダメージを受けた目の細胞は、**睡眠中に行われる新陳代謝**により、新しい細胞へと生まれ変わります。しかし、睡眠が十分でなかったり睡眠の質が悪かったりすると、**新陳代謝がうまくいかず、目の細胞のダメージが蓄積**し、緑内障などの眼疾患の原因となります。目の細胞の新陳代謝を促すには、**光を遮断**し、十分に目を休ませながら眠ることが大切です。

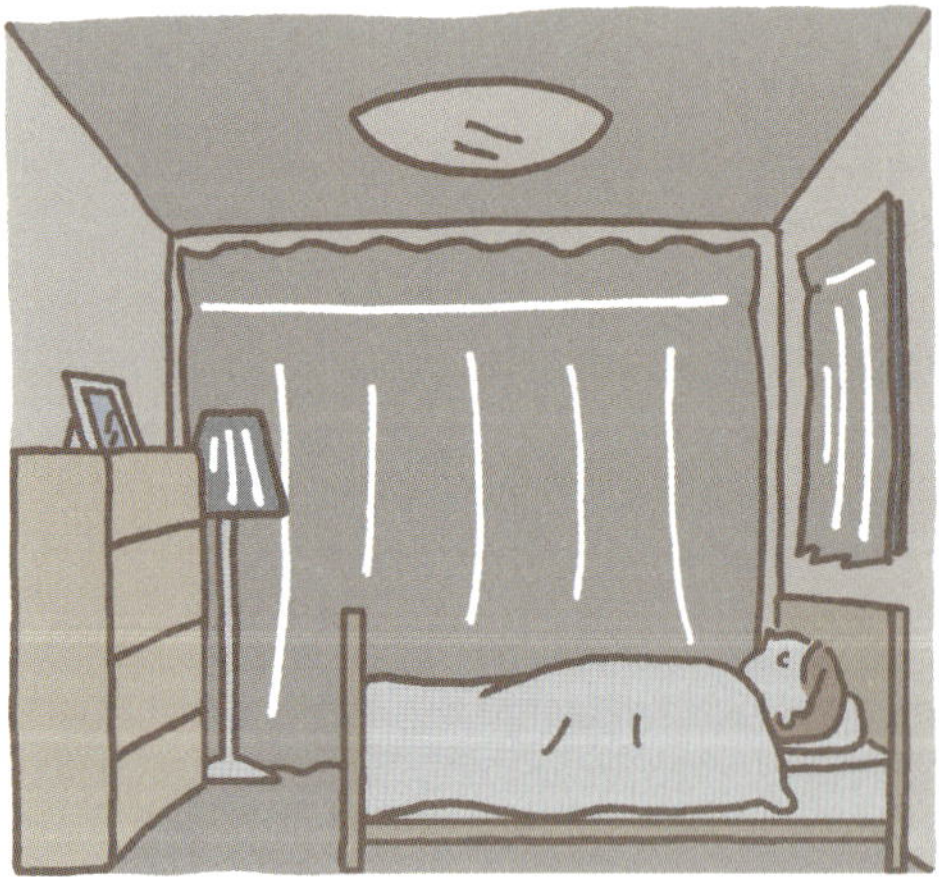

目をつむっても、光を完全に遮断できるわけではありません。睡眠時には遮光カーテンやアイマスクを使って、光を遮断しましょう。

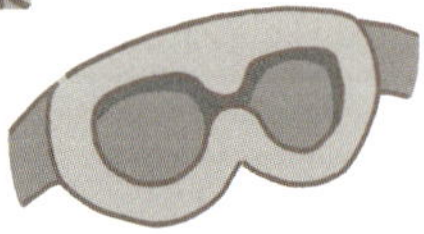

アイマスクは目に負担がかからないように、ゆるくつけたり、目の部分にくぼみがあるタイプを選びましょう。

目に最適な睡眠時間

目の細胞は、睡眠時に回復します。どんなに目にいい栄養をとり、適切な目の治療を行っていても、睡眠不足では目の細胞が回復できず、徐々に状態が悪くなります。目の健康維持のためには、6～9時間の睡眠をとるようにしましょう。

4時間未満10時間以上

目の細胞は、睡眠中に生まれ変わる。睡眠時間が足りないと、目の細胞が回復できず、さまざまな眼疾患を引き起こすことも。反対に睡眠時間が長すぎると、眼圧が上がりすぎる可能性や、ほかに何らかの病気があることも考えられる。

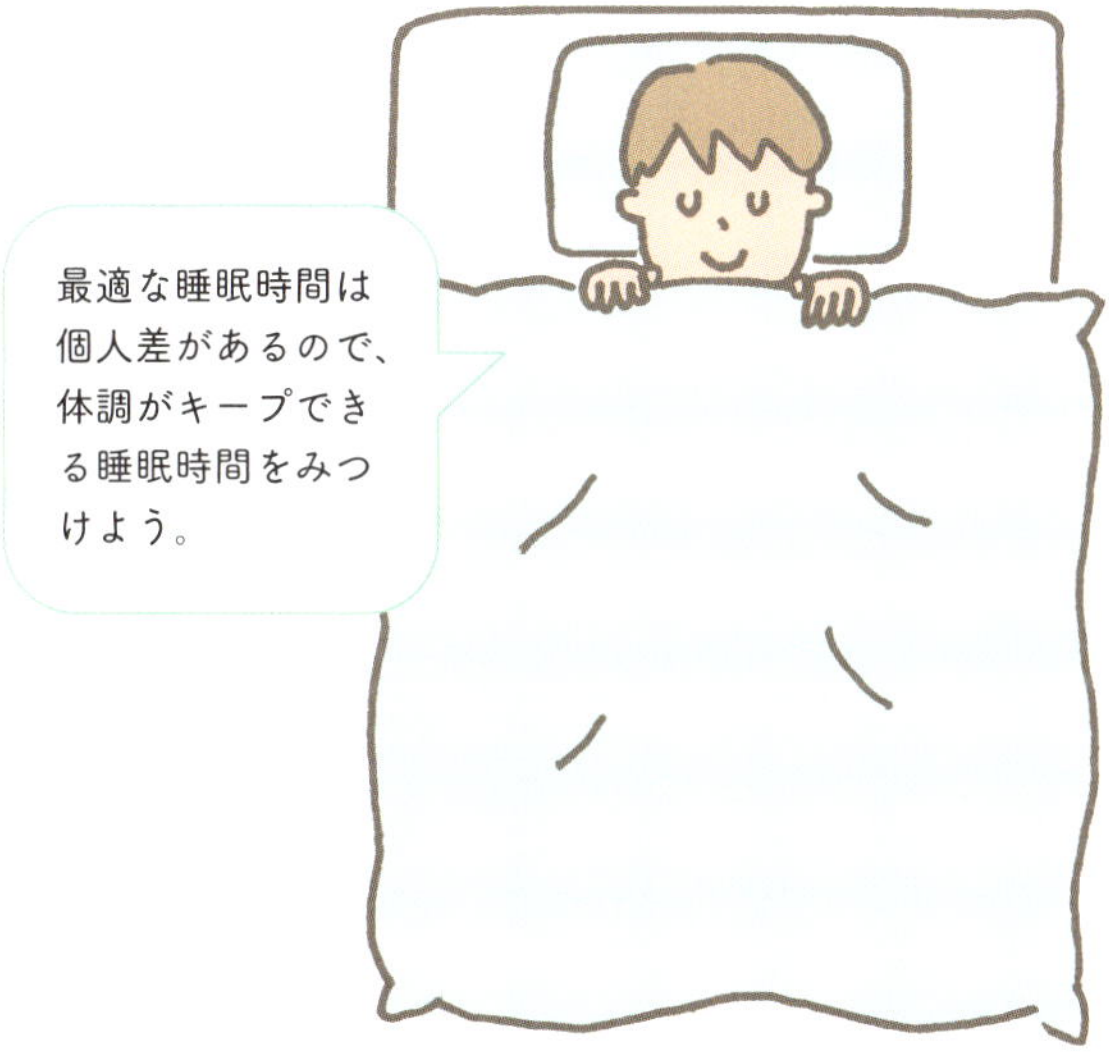
最適な睡眠時間は個人差があるので、体調がキープできる睡眠時間をみつけよう。

6～9時間

適度な睡眠時間内で目の細胞が回復できるように、睡眠時の遮光を心がけたり、就寝前にパソコンやスマホを使用したりするのは避ける。

寝付きがよすぎるのも注意！

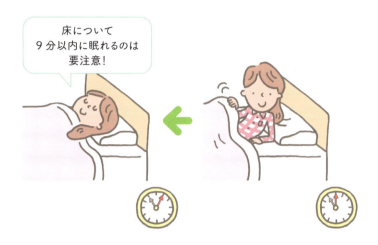

9分以内に寝付くのは、「寝付きがいい」のではなく、睡眠不足が続いている可能性があります。現代人は、夜でも明るい照明やデジタル機器の使用によって、毎日平均1時間は睡眠不足であるといわれており、その不足分はずっと蓄積されていくと考えられています。

睡眠薬で眼圧は上がる？

閉塞隅角緑内障でなければ、眼圧が上昇することはほとんどないと考えられています。従ってそれ以外の人は、「睡眠薬を飲むと、眼圧が上がるのでは？」と不安がる必要はありません。むしろ、眠れずにストレスがたまる方が眼圧によくありません。

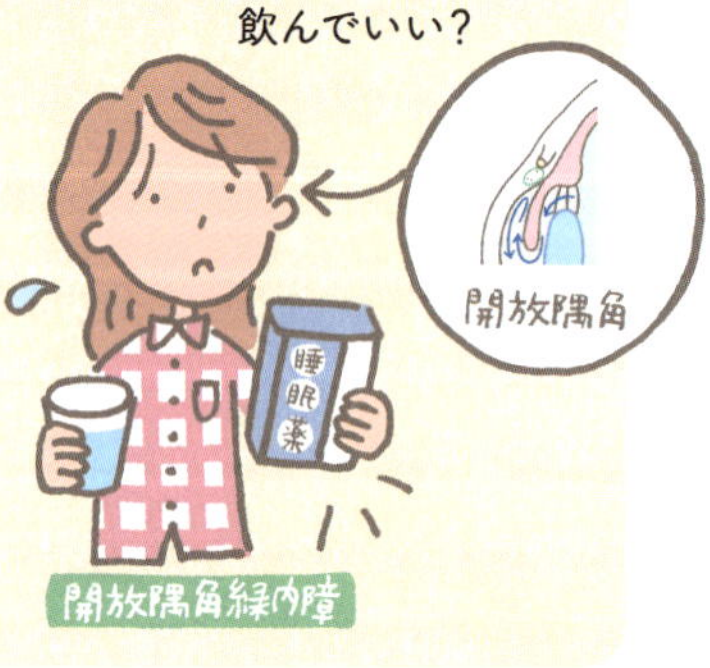

眼圧を上げない枕

横になって眠ると、頭と体の高さが同じになります。すると、体内の水分が頭にも流れ込んでしまい、頭の内部に圧力がかかるようになるため、睡眠中は眼圧が上がりやすいのです。枕に角度をつけて、頭への水分の流入を防ぎましょう。

Good!

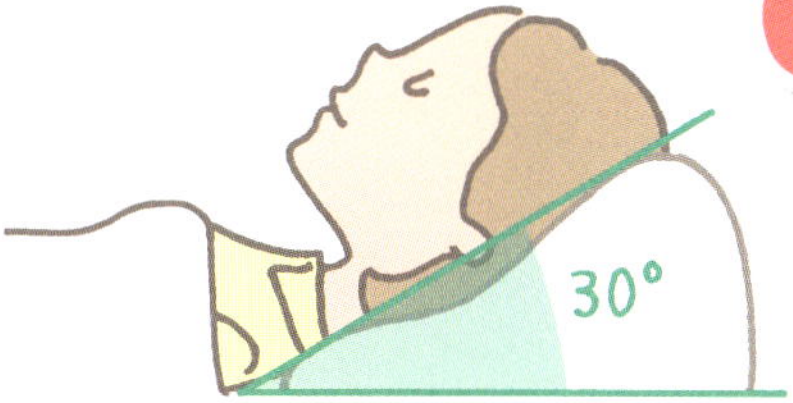

30度の枕

「30度の枕だと眼圧が上がりにくい」という研究報告があります。

OK!

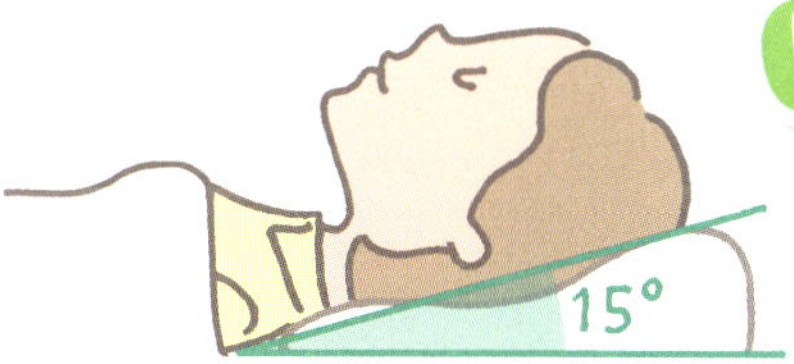

15度の枕

30度では寝にくい場合には、15度でもOKです。

角度のある枕は、逆流性食道炎の人向けの枕や、「三角形クッション（三角枕）」として販売されているものがあります。熟睡できることを優先しながら、枕を選んでみましょう。

注意したい寝姿勢

睡眠中の眼圧上昇を抑えるには、寝姿にも注意が必要です。うつぶせのように、顔を下に向けて寝ると、目に負担がかかり、眼圧が上がってしまいます。また、枕が目に当たるような姿勢も眼圧上昇の原因となります。

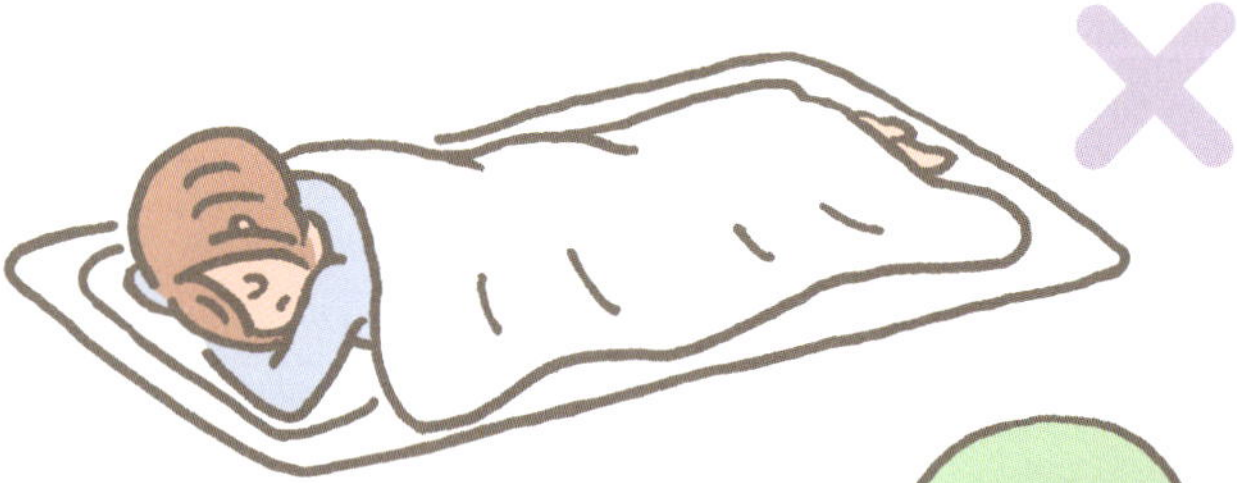

うつぶせでは目に圧力がかかり、眼圧が上がりやすくなります。机に突っ伏して眠るのも同様に、眼圧上昇のリスクが高まります。

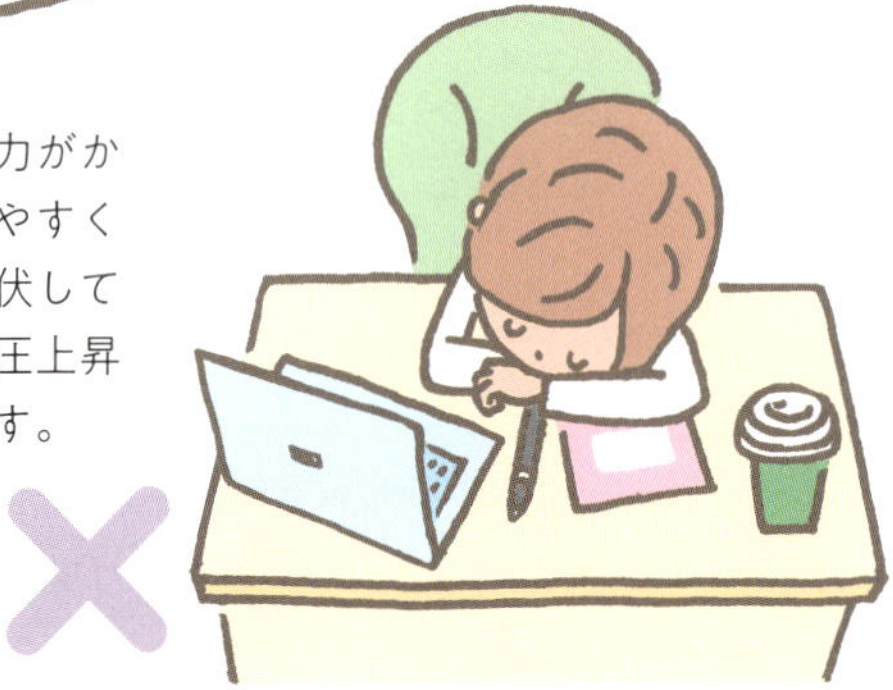

横向きで眠る場合、左右の目で症状に差がある人は、視野欠損が進んでいるほうの目を上にするようにしましょう。

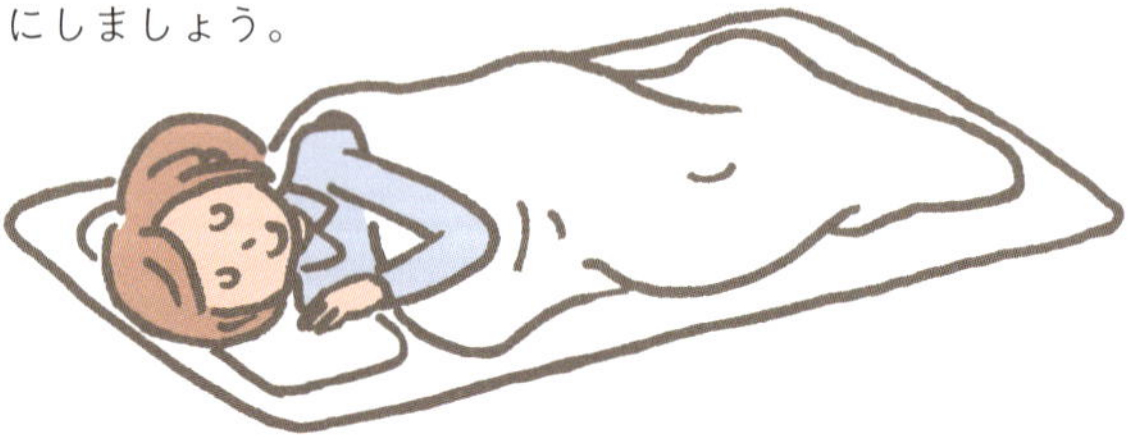

睡眠時無呼吸症候群

睡眠中に何度となく無呼吸になってしまう病気です。全身に酸素が十分に行きわたらずに低酸素状態となり、緑内障にも影響を及ぼします。特徴としては、睡眠中に10秒ほど呼吸が止まり、その後大きないびきをかき始めます。

Q

睡眠時無呼吸症候群は太っている人がなるのでは？

A

太っている人だけでなく、顎や首回りの骨格によっては、やせ型の人も発症します。

Q

疑いがある場合、何科を受診すればいいの？

A

気になる症状がある場合には、内科や呼吸器内科、耳鼻咽喉科などを受診しましょう。

睡眠時無呼吸症候群の治療法

CPAP治療

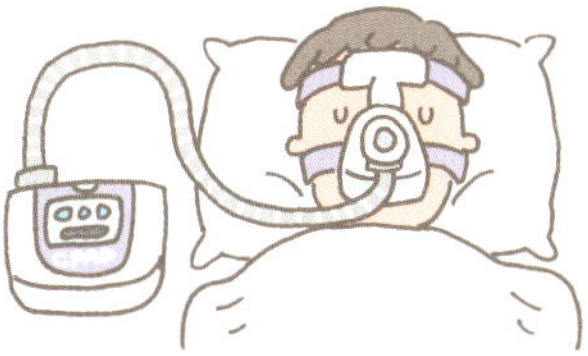

睡眠中にマスクを装着し、つながった装置から圧力をかけた空気が送られる。その空気が気道を支えることで、無呼吸を防ぐ。

口腔内装置（マウスピース）

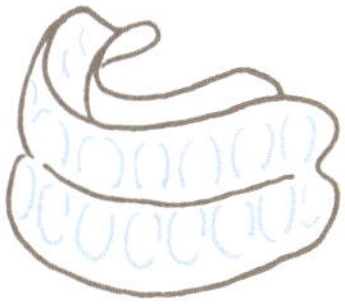

睡眠中にマウスピースを装着することで下顎を固定し、咽頭（のど）を広げて無呼吸を防ぐ。

第4箇条

デジタル機器をうまく使う

使用時間に注意

近くのものを長時間見続けると眼精疲労を引き起こし、眼球に負担をかけます。スマートフォンを30分連続で使用すると、眼圧が0.6㎜Hg上がるとする研究結果もありますので、目を休めつつ使うようにしましょう。

目を守る「20-20-20ルール」※

「20分に1回、20秒間、20フィート（約6m）離れたところを見る」というルールで、目を定期的に休ませましょう。

「20-20-20ルール」を守るのが難しい場合は、60分に1回は2m以上離れたもの・場所を見るようにしましょう。

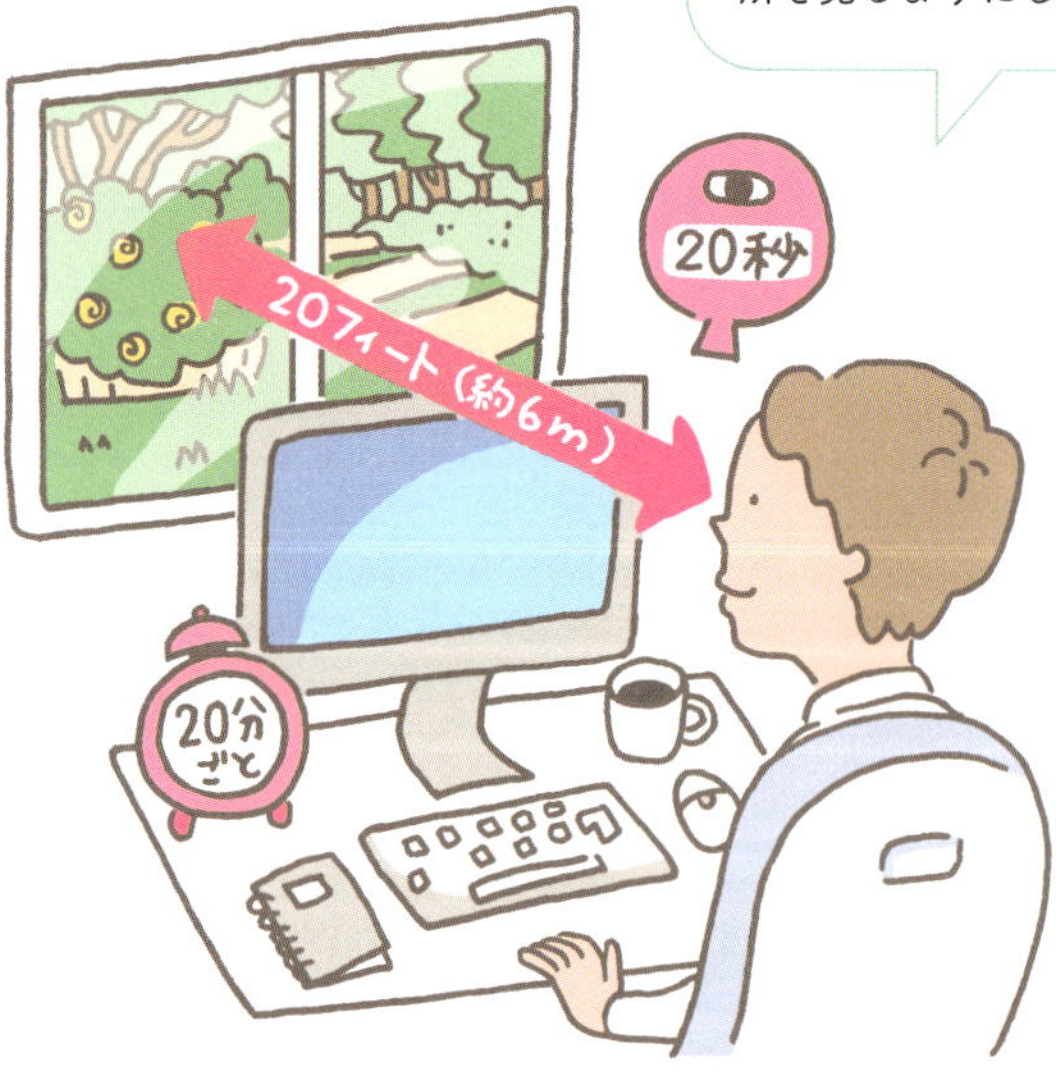

※アメリカ眼科学会が推奨するルール

デジタル機器との距離と姿勢

近くのものを見続けると、近くにレンズのピントを合わせ続けなければならず、ピントを合わせるための毛様体の筋肉が疲労します。これが目の負担となるため、本やスマートフォンなどはなるべく離して見るようにしましょう。

見るときの姿勢は？

横になると眼圧が上がりやすく、その状態でスマートフォンを見ると、さらに目に負担をかけてしまいます。必ず体を起こして見るようにしましょう。

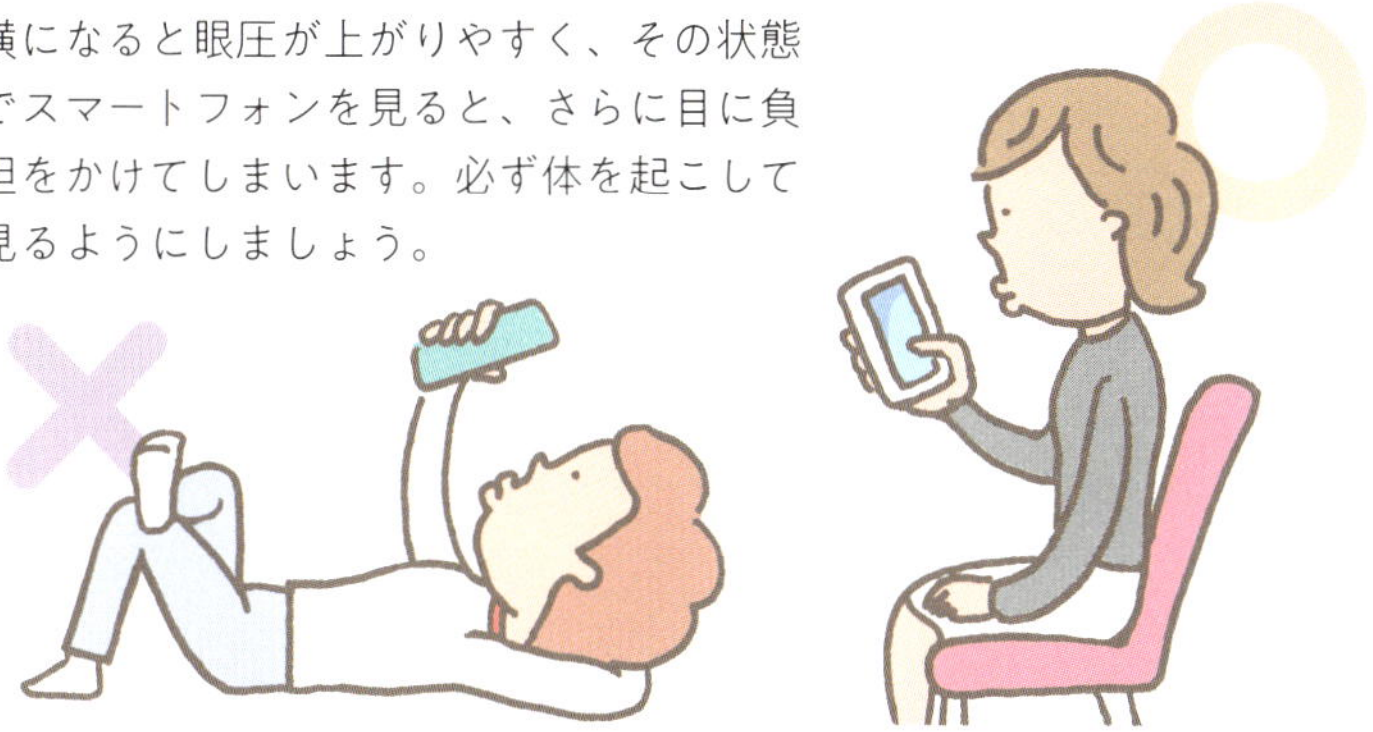

手元を見るほど目に負担がかかる

近いところを見ると、緑内障のリスク要因でもある近視が進みます。見るものが小さいほど近くで見る傾向があり、その距離はスマートフォンで20cm、紙の本で30cm、パソコンなどのモニターで40～50cm、テレビは1mほどといわれています。見るものとの距離をとるためには、見る画面を大きくするのも手です。

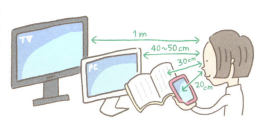

デジタルの「光」に気をつける

目が光を浴びることで、水晶体が濁ったり網膜を傷つけたりして、さまざまな眼疾患や目の不調を引き起こします。パソコンやスマートフォンは、強制的に光を目に入れている状態であると知り、対策しましょう。

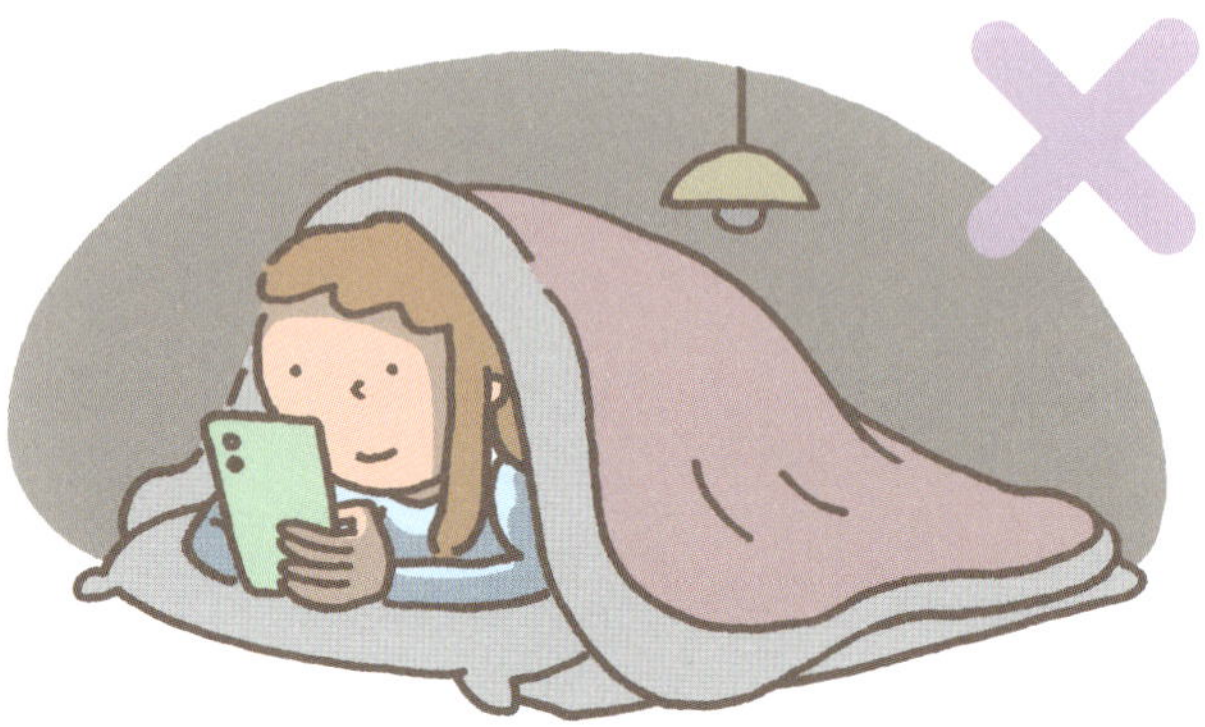

明るい場所よりも、暗い場所でものを見るほうが、眼圧が上がりやすいとされています。暗い寝室などでのスマートフォンの使用は避けましょう。

ブルーライトは目に悪いって本当？

スマートフォンなどの画面から発せられるブルーライトは、悪者にされがちです。実際に、ブルーライトをカットするアイテムも多数市販されていたりもします。しかし、100％目によくないかというと、そうではありません。ブルーライトは、太陽光にも含まれており、1日のリズムをつくるためには必要なものです。ただし、夜に浴びてしまうと体内時計を乱す可能性があるため、注意が必要といえます。

第5箇条 目の血流を改善

最近は、目をあたためるグッズが数多く販売されています。目をあたためることで、眼圧を下げるなど、直接的に緑内障の予防・進行防止に作用することはありませんが、**眼球内の血流がよくなって**眼精疲労やドライアイが改善するなど、結果として緑内障にもよい影響をもたらします。また、目をあたためると、目を保護する**目の油分を分泌させやすくなる**のも、利点のひとつです。

目をあたためる方法

ホットアイ

1日1回
5分ほど

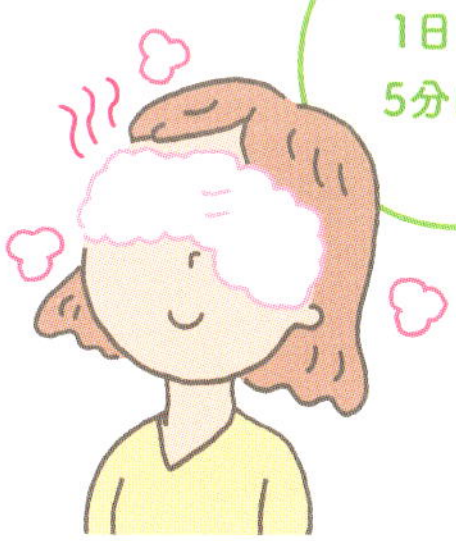

濡らしたタオルを電子レンジであたため、目の上に置く。市販の蒸気が出るタイプの温熱シートを使ってもOK。

※タオルの温めすぎなどによるやけどに注意。

パームアイ

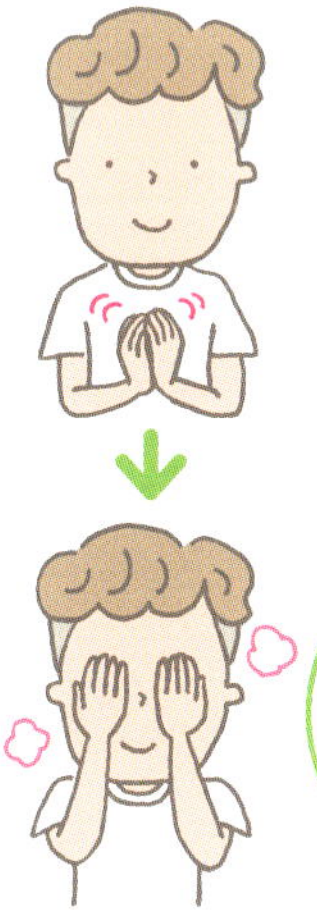

手を軽く10回こすり、あたたかくなったら、手をカップ状にして目のまわりを包み込む。

4時間に1回
30秒～1分
程度

有酸素運動で血流アップ

緑内障と運動には密接な関係があります。ウォーキングやジョギングなど、体内に酸素を取り込む**有酸素運動**を行うことで、緑内障の悪化の要因である血流の悪さを改善でき、視神経のダメージを防げるのです。また、運動習慣のある人のほうが、**緑内障が悪化しにくい**こともわかっています。

緑内障の発症や悪化を防ぐには、30分ほどの有酸素運動を、週3回行いましょう。

眼圧低下に効果的な運動

ウォーキング

肩の力を抜き、背筋を伸ばすことを意識する。効果的に血流を促すには、腕をリズミカルに振って、視線は15mほど先へ向けて、やや大股で歩くようにする。

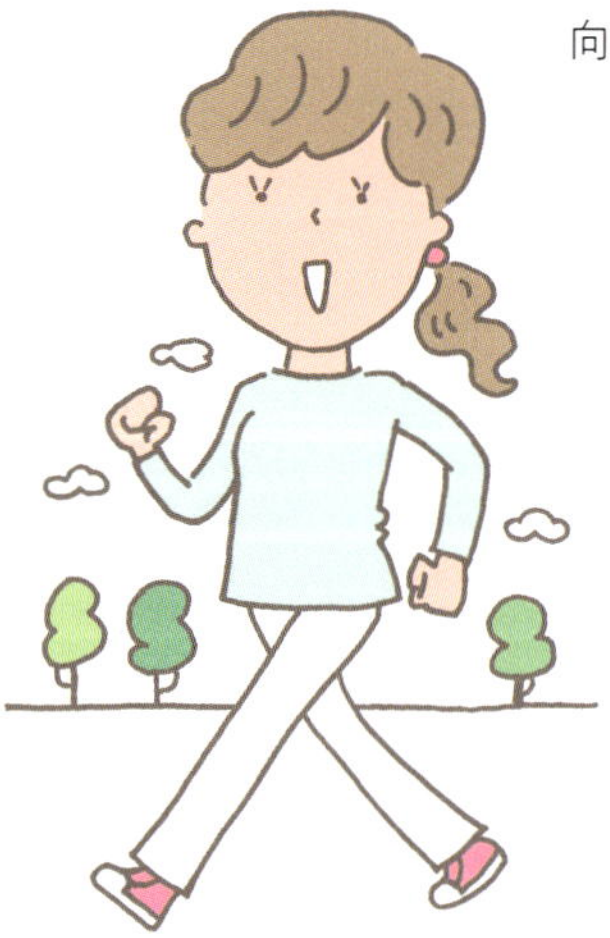

有酸素運動が緑内障に作用

いくつかの研究により、「ウォーキングやジョギングで眼圧が2～4mmHg下がった」「運動習慣のある人のほうが緑内障は進行しにくい」といった、有酸素運動による緑内障への作用がわかっています。

ツイストエクササイズ

上半身をリラックスさせ、目と脳の血流をよくする運動です。

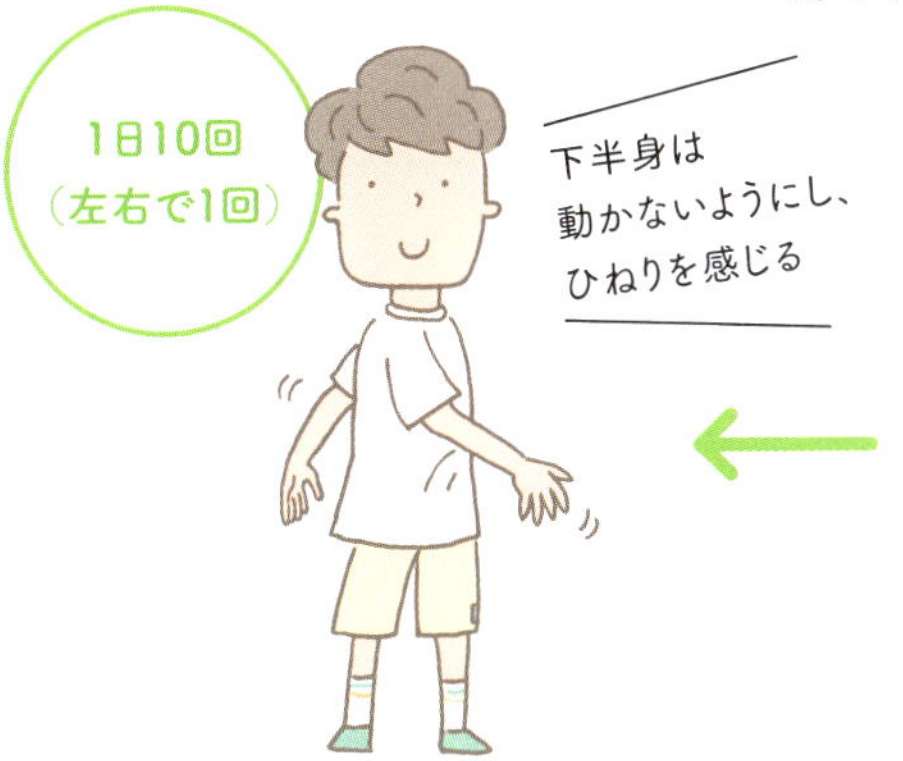
1日10回
(左右で1回)
下半身は
動かないようにし、
ひねりを感じる

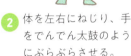

❶ 立った状態で両腕と両脚の力を抜く。

❷ 体を左右にねじり、手をでんでん太鼓のようにぶらぶらさせる。

アップダウンエクササイズ

ウォーキングよりも血流促進効果の高い運動です。

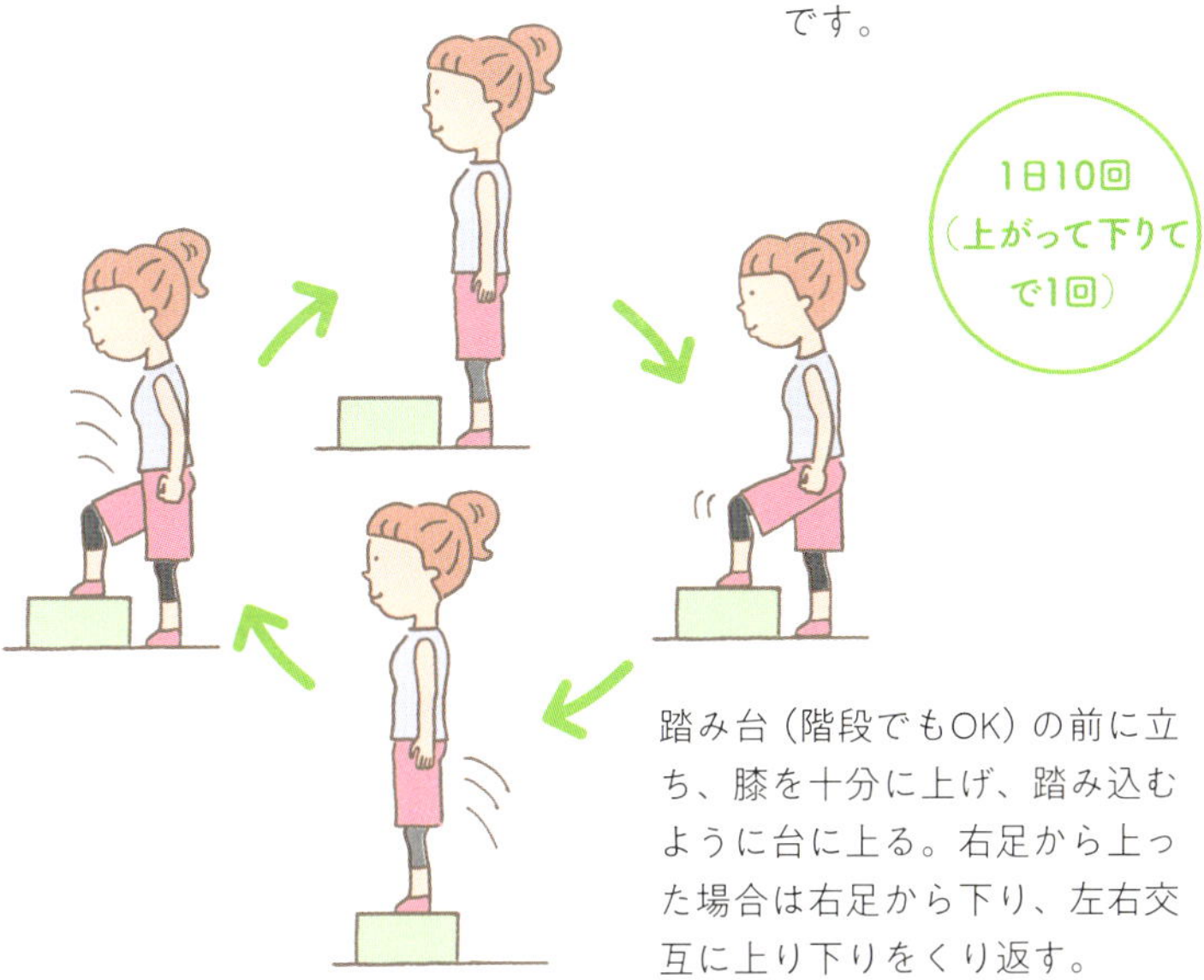
1日10回
(上がって下りてで1回)

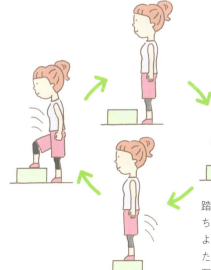

踏み台(階段でもOK)の前に立ち、膝を十分に上げ、踏み込むように台に上る。右足から上った場合は右足から下り、左右交互に上り下りをくり返す。

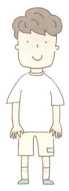

気をつけて！

眼圧を上げる運動に注意！

筋トレ

筋トレでは、スクワットが眼圧を上げやすいといわれているため、緑内障の状態が深刻な人は避けるようにしましょう。腹筋・腕立て伏せは、1セット10回を3セット程度であれば問題ありません。

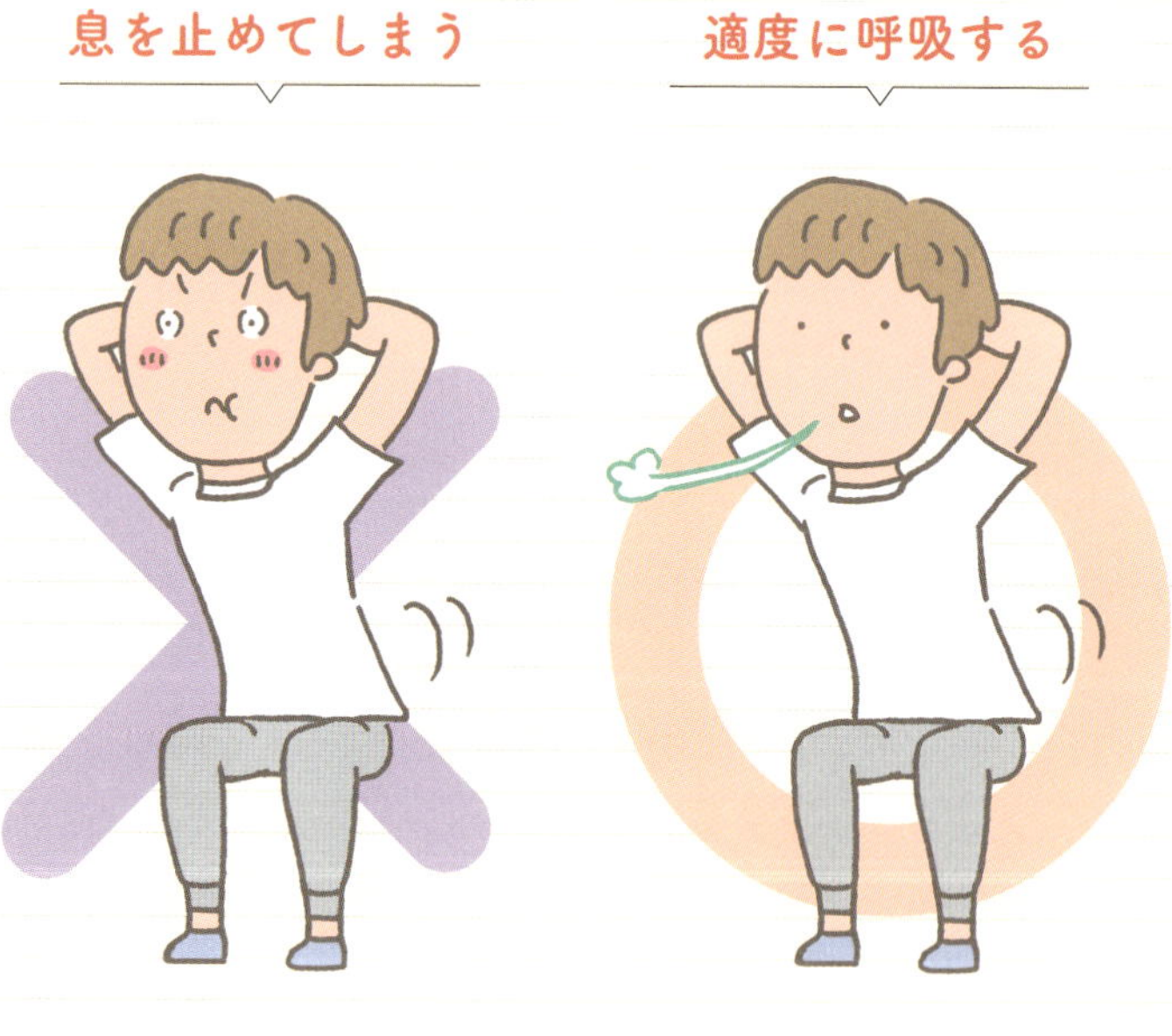

筋トレを行う場合、息を止めないようにする。息を止めてしまうと、つい力が入り、眼圧が40mmHg以上になることも。

ヨガ

一般的なヨガであれば問題ありませんが、頭を下にするポーズは眼圧を上げやすくなります。ヨガでは長時間同じポーズをとることがあるため、頭を下げ続けると眼圧が上がった状態が続いてしまうので、避けるようにしましょう。

ヨガでの要注意ポーズ

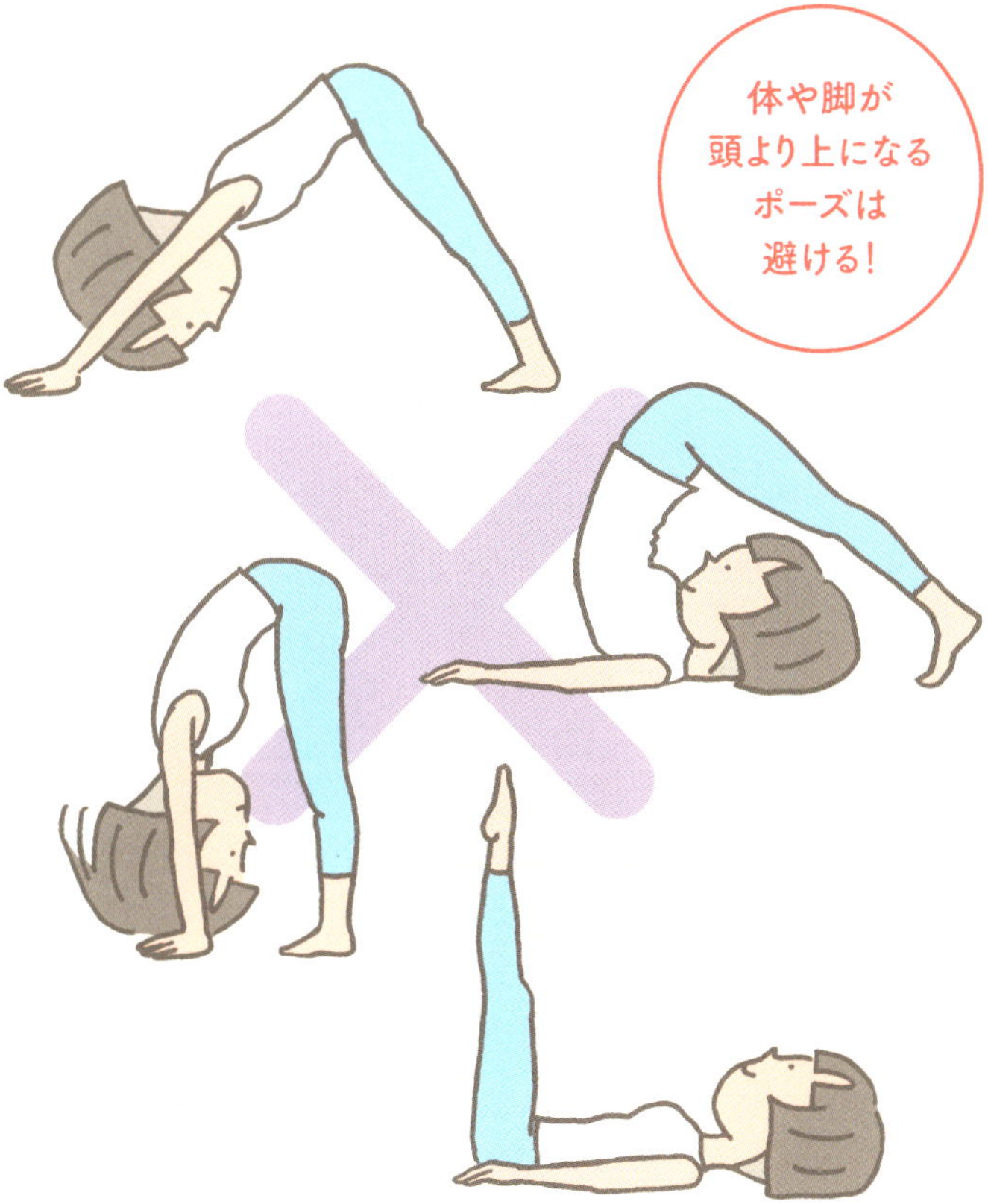

5箇条+α

「3コン」対策で乾燥防止

目は環境変化の影響をとても受けやすい器官です。とくに**乾燥に弱く**、ドライアイになるなど、目に負担がかかります。目の乾燥の大敵といえるのは、風が吹きつける「**エアコン**」、長時間画面を見つめる「**パソコン**」、目を覆う「**コンタクトレンズ**」の、3つの「コン」がつくものです。緑内障の治療で目薬を差していると、**目が傷つきやすくなる**ため、乾燥対策はしっかりしておきましょう。

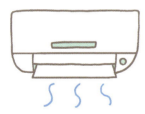

エアコン

エアコンの風は、もっとも目を乾燥させます。風が直接あたる場所に長時間滞在するのは避け、冬などの乾燥しやすい季節には加湿を。

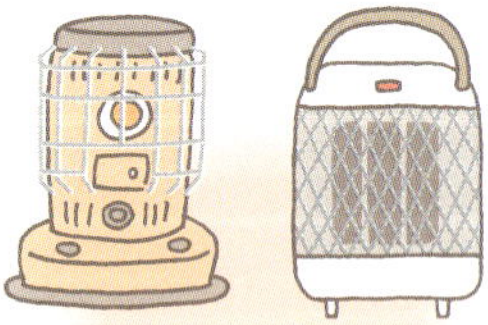

暖房はストーブがおすすめ

オイルヒーターや灯油ストーブは乾燥が起こりにくい。

加湿器でうるおいケアを

乾燥する季節には、加湿器を活用。

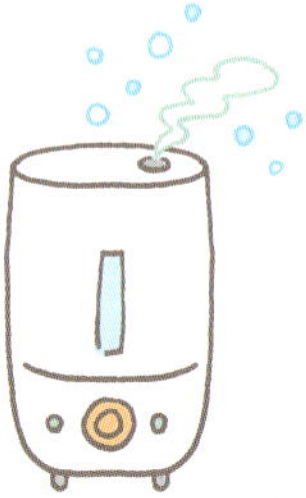

パソコン

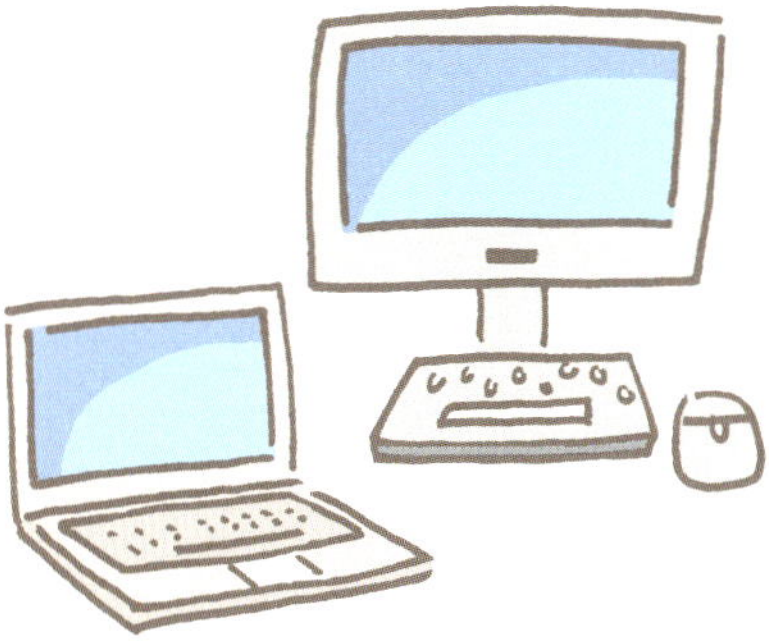

パソコンだけでなくスマートフォンやタブレットを見ていると、まばたきが減り、目が乾燥しやすくなります。長時間にわたる利用は避け、目を休めるようにしましょう。

まばたきを意識的に行う

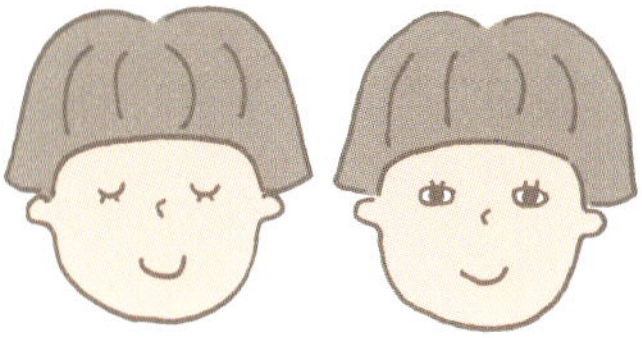

1分に30回行われるまばたきが、パソコン利用時は7～8回になってしまうことも。涙が適切に分泌されるよう、意識的にまばたきを。

コンタクトレンズ

水分の「含水率」が高いコンタクトレンズは、目の水分を吸い取ってしまい目が乾きやすくなるため、含水率が低めのものにしましょう。

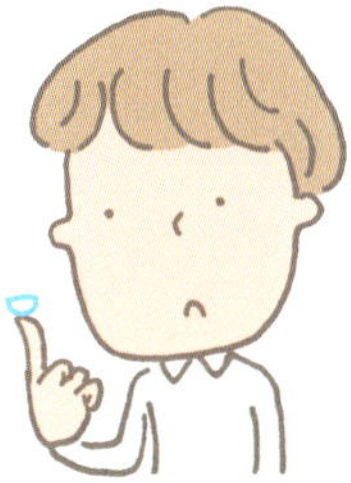

目にやさしい コンタクトレンズを

酸素の通しやすさを示す「酸素透過率」が高く、シリコンハイドロゲル素材のものが比較的目にやさしい。

乾燥する場合は メガネにチェンジ

目の乾燥が気になる場合には、コンタクトレンズではなくメガネにチェンジ。メガネのほうが目薬もしやすく、目に傷もつきにくい。

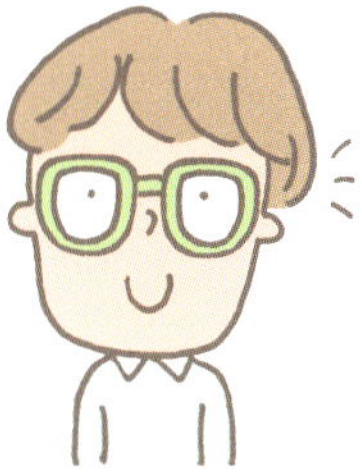

5箇条+α

目にも肌にも紫外線対策

肌が日焼けするように、目も紫外線を浴びすぎると、日焼けしたような状態になります。目から入る紫外線は、水晶体や角膜、網膜などにさまざまな影響を与え、緑内障や白内障、加齢黄斑変性といった目の病気の原因になりますので、目のためにも**紫外線対策**を行いましょう。また、紫外線を多く浴びた人は、緑内障のなかでも症状が進行しやすい「**落屑《らくせつ》緑内障**」になりやすいとする研究もあります。

紫外線による目への影響

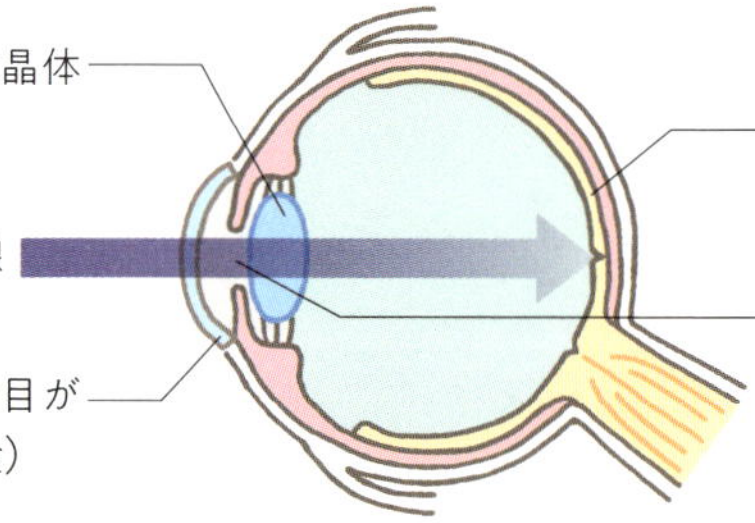
白内障（水晶体が濁る）
網膜が傷つく
紫外線
落屑緑内障
翼状片（白目が黒目に侵食）

落屑緑内障とは?

黒目（瞳孔）の縁が白くなることや、水晶体の表面に白い粉状のもの(偽落屑物質)が付く「落屑症候群」によって生じる緑内障のことです。紫外線のダメージを受けると、偽落屑物質が出やすくなるといわれています。

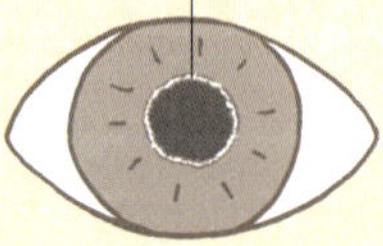

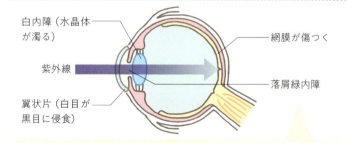

目のためのUV対策

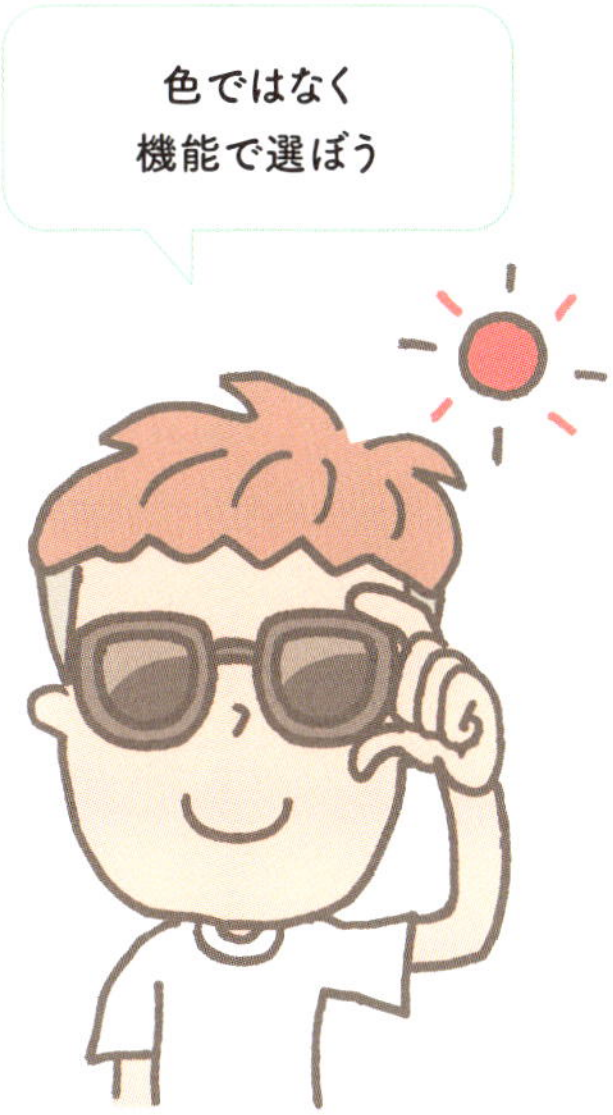
色ではなく
機能で選ぼう

対策 1

サングラスで目を守る

日差しの強いときは、サングラスをして目を守りましょう。なお、サングラスの紫外線カット機能は、レンズの色ではなく「UVカット率」「UV透過率」で決まります。

サングラスの選び方

- 「UVカット率」が99%以上
- 「UV透過率」が1%以下
- もっとも波長の長い紫外線をカットできる「UV400」のもの

対策 2

肌への紫外線ダメージを減らす

肌が紫外線によってダメージを受けると、体内での連鎖反応で毛様体上皮細胞に影響が出ると考えられ、眼球で余計な水分や偽落屑物質がつくられやすくなるといわれています。そのため、日焼け止めを塗るなど、肌の紫外線対策も目を守るためには必要なのです。

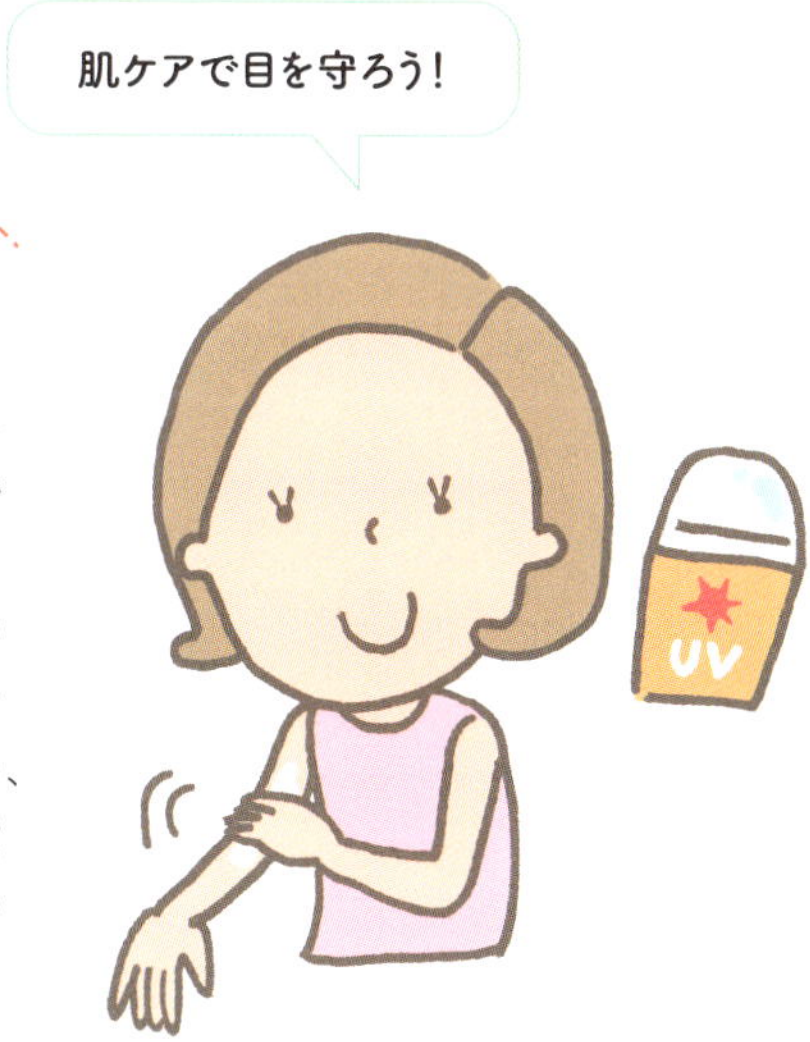
肌ケアで目を守ろう!
UV

おわりに

ここまでお読みくださってありがとうございます。それだけ真剣に病気に向き合っているということだと思います。

この本をしっかり読んだあとならば、ネットによくある「〇〇サプリを飲めば緑内障が治る」「マッサージをするだけで眼圧がよくなる」という情報に踊らされることはないかと思います。

残念ながら、これまでもそういう情報に踊らされて、本当だったら問題なく一生を終えたであろう普通の緑内障の人が、末期になってしまったということを見てきました。だからこそこういう本を通して、一般的なことを知ってそのうえでプラスで栄養や食事、運動などをしていっていただければと思うのです。

そしていろいろとさらに情報が入ってきたり、あなたの状況が変わってくると、あれどうだったっけ？　と思うことがあると思います。

たとえば手術なんて話がなかったのに急に手術と言われた。そんなとき、この本を棚から出して見ていただければ「ああこういうことだったんだ」と思い返せることでしょう。その意味でも一冊置いておけば安心できるかと思います。

日々のちょっとした疑問などに関しては毎日やっている「眼科医平松類チャンネル」というYouTubeでも取り扱っているので、そちらを見ていただくのがよいかと思います。

あなたが一生楽しく見えて、楽しく生活できることを心より願っております。

平松類

平松 類（ひらまつ　るい）

眼科専門医・医学博士
緑内障・網膜硝子体・白内障・眼科一般・トラベクトームライセンストレーナ
二本松眼科病院副院長
「安心できる治療を一緒に進めていきたい」という患者に寄り添った診察で、日本全国から患者が訪れる。登録者数25万人を超えるYouTubeチャンネルでは、患者から寄せられるさまざまな質問にわかりやすく答え、定期的にYouTubeライブも開催。NHK『あさイチ』、TBSテレビ『ジョブチューン』、テレビ朝日『林修の今でしょ！講座』、テレビ東京『主治医が見つかる診療所』などのテレビ番組のほか、『読売新聞』、『日本経済新聞』、『毎日新聞』、『週刊文春』などの各メディアに出演、執筆も行う。著書に『自分でできる！人生が変わる緑内障の新常識』（ライフサイエンス出版）、『1日3分見るだけで認知症が予防できるドリル』（ＳＢクリエイティブ）、『眼科医が警告する視力を失わないために今すぐやめるべき39のこと』（SB新書）、『「老害の人」にならないコツ』（アスコム）など多数。
YouTubeチャンネル　眼科医平松類　https://www.youtube.com/@hiramatsurui

本書の内容に関するお問い合わせは、**書名、発行年月日、該当ページを明記**の上、書面、FAX、お問い合わせフォームにて、当社編集部宛にお送りください。**電話によるお問い合わせはお受けしておりません**。また、本書の範囲を超えるご質問等にもお答えできませんので、あらかじめご了承ください。
　FAX：03-3831-0902
　お問い合わせフォーム：https://www.shin-sei.co.jp/np/contact.html

落丁・乱丁のあった場合は、送料当社負担でお取替えいたします。当社営業部宛にお送りください。

本書の複写、複製を希望される場合は、そのつど事前に、出版社著作権管理機構（電話：03-5244-5088、FAX：03-5244-5089、e-mail：info@jcopy.or.jp）の許諾を得てください。

JCOPY ＜出版者著作権管理機構　委託出版物＞

悩み・不安・困った！を専門医がスッキリ解決　緑内障

2024年10月5日　初版発行

著　　者　　平　松　　　　類
発行者　　富　永　靖　弘
印刷所　　株式会社新藤慶昌堂

発行所　東京都台東区　株式　新星出版社
　　　　台東2丁目24　会社
　　　　〒110-0016　☎03(3831)0743

© Rui Hiramatsu 2024　　　　　　　Printed in Japan

ISBN978-4-405-09459-8